生命至上，
健康第一，
使命担当，
共享美好新生活。

朱沐健康码

助力人民健康

健康码

主编　孙承志　王新陆

华龄出版社
HUALING PRESS

责任编辑：梅　剑

责任印制：李未圻

图书在版编目（CIP）数据

　　健康码 / 孙承志，王新陆主编.—北京 ：华龄出版社，2020.10

　　ISBN 978-7-5169-1766-4

　　Ⅰ．①健… Ⅱ．①孙… ②王… Ⅲ．①保健－基本知识 Ⅳ．①R161

　　中国版本图书馆 CIP 数据核字 (2020) 第 205220 号

书　　　名：健康码

作　　　者：孙承志　王新陆　主编

出 版 人：胡福君

出版发行：华龄出版社

地　　　址：北京市东城区安定门外大街甲 57 号　　邮　　编：100011

电　　　话：010-58122246　　　　　　　　　传　　真：010-84049572

网　　　址：http://www.hualingpress.com

印　　　刷：滨州市佳珂印务有限公司

版　　　次：2020 年 10 月第 1 版　　2020 年 10 月第 1 次印刷

开　　　本：787mm×1092mm　　1/16　　　　印　　张：14.75

字　　　数：110 千字

定　　　价：66.00 元

编委会名单

主　　审：陈可冀　樊代明　陈君石

顾　　问：郭渝成　龙宇翔　王伯英

主　　编：孙承志　王新陆

副 主 编：汪光亮　夏世高　孙继诚

编　　委：（以姓氏笔画为序）

马安宁　青岛滨海学院

卞志刚　潍坊市中医院

王友仁　国家级名老中医、北京按摩医院

史江南　中国健康文化联盟

付长庚　中国中医科学院西苑医院

　　　　陈可冀国医大师传承工作室

朱广海　国家中医药产业技术创新战略联盟

回永和　世界抗衰老医学会中国分会

李　明　潍坊医学院

刘　亮　解放军总医院第三医学中心

序 一

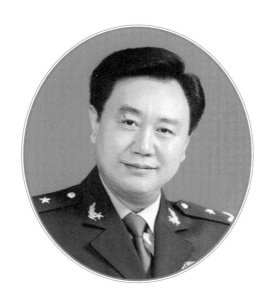

　　生命可贵，疾病难防，求医问药，道路漫长。从盘古开天到三皇五帝，再至今日，无论是达官贵人，还是平常百姓，人类一直在追求延年益寿，一直在探索生命奥秘和长寿秘诀，健康长寿一直是人类梦寐以求的美好愿望。随着历史发展，人类在创造物质文明的同时，也遭遇了各种疾病的侵扰。从专家到社会，从政府到"世卫"，一直在寻求"治未病"的理想方案，寄望"防病于未起""治病以天然"。针对现今被动的过度治疗，针对化学药物的毒副伤害，针对高额的医疗费用负担，中医药学很早就认为人体可以主动保养健康，早在两千年前就认识到"法于阴阳，和于术数，食饮有节，起居有常，不妄作劳，故能形与神俱"。这种主动的养生观念，靠的就是人体的"自然力"。"自然力"由生命造就，是生命的具体体现，更是人体自身的保护神和防火墙。

"自然力"包括：人体的自主生成力、自相耦合力、自发修复力、自由代谢力、自控平衡力、自我保护力和精神统控力。人体因为有自然力，才能不得病、少得病和晚得病，任何有助于提高"自然力"的方法、技术、产品和经验都值得研究、提倡和推广。所以，未来医学应整合医学的发展，一方面跟现代医学一样，去寻找病因或病机，以病为主，更主要的是以健为主，去研究自然力、呵护自然力、增强自然力，"正气内存，邪不可干"。在第三届中国健康文化大会上推出的大众保健书籍——《健康码》，是一部以预防为主、以"治未病"为切入点，旨在倡导健康文明生活方式的科普作品。《健康码》讲述的健身方法，是以中国传统的医学养生理论与实践为基础，采用简便的呼吸净化、激活穴位（细胞）和疏通经脉（平衡）的方法，使全身血液、骨骼、肌肉、韧带、关节和大脑活跃起来，激活细胞，平衡阴阳，促进新陈代谢，修复损伤，增强免疫功能，使身心得以颐养，旨在调理、恢复及增强人体自然力的一种简便易行的综合养生保健方法。《健康码》在论证和征求意见的过程中，广大中老年朋友反映，这套保健方法图文并茂、视音双全，既简单易行、方便记忆，又贴近生活、符合实际。人们做完之后，会感到身心愉悦、四肢灵活、耳聪目明、全身轻松，自然进入悟之有妙、练之有效、明之有理、受之有道的养生境界。

当然，健康的探索是一个复杂的难题，需要因人制宜、因地制宜、因时制宜，个人的想法和做法需要得到实践和时间的检验。希望这本书能在实践中不断完善、补充、纠正和提高，使之成为好学好做，有效有用，深受大众喜欢的健康宝典。

是为序。

中国工程院原副院长、院士
美国医学科学院外籍院士
第四军医大学原校长
2020年9月1日

序二

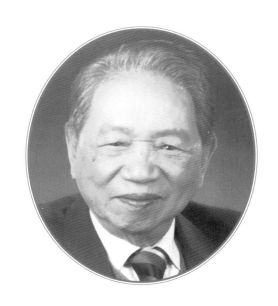

　　为贯彻落实国务院印发的《关于实施健康中国行动的意见》，实施健康惠民行动，推进健康中国进程，中国健康文化大会特别推荐了为大众健康保驾护航的《健康码》一书，该书又名《泰山健康长寿宝典》，内容包括治未病、健身法、健身通、健身操、健身方、健身穴、养心斋、饮食坊、睡眠汇等九个篇章。该书介绍的这套健身砝码，以传统医学的理论与实践为基础，以人民健康为中心，以不得病、少得病和"慢病康复"为切入点，突出了预防为主和养生在前的原则，提倡我的健康我作主，自己

是最好的医生等健康理念，是一套大众欢迎、中老年朋友喜爱的综合养生保健方法。

　　《健康码》一书，研究和运用了中华传统的大系统思维方式，将《黄帝内经》的精髓、历代"封禅泰山"皇帝的长寿秘诀、泰山天人合一的生命文化融为一体的同时，吸纳借鉴扁鹊、华佗、李时珍、张仲景、孙思邈等中医大家的"治未病"思想和养生智慧，尊重人们的基本活动规律和生活方式，遵循方便、易行、科学的原则，以人的穴位、脏腑、经络为重点，探索出一套"三自、三理、三受益"的自助式综合养生保健方法。"三自"，即自生、自养、自习。自生，就是要先从理念上调整，树立正确的健康养生观；自养，就是养成良好的锻炼习惯，自我坚持，持之以恒；自习，就是自己练习，自我锻炼，自身调整。三者结合，可以达到调理身心、平衡阴阳、练养结合、各得其所的目的。"三理"，即调理、清理、梳理。调理，就是调理（按揉）穴位，按揉头面、四肢要穴，起到固齿明目、开阖经气、灵动关节、调末及本的功效；清理，就是清理（呼吸）脏腑，呼吸与意念互动，起到畅通情志、舒调气机、泌别清浊、吐故纳新的功效；梳理，就是拍打（梳理）经络，通过对体表经络循行部位进行拍打，起到气血并调、脏腑同理、流注有序、阴阳平衡的功效。三者结合，可达到拍出滞气、呼出浊气、激发生气、形与神俱、强身健体的目的。三受益，即局部受益、整体受益、长远受益。局部受益，就是通过按揉穴位，使肢体局部的病灶和不适得以减轻或消失；整体受益，就是通过腹式呼吸，让全身器官血液大循环，从而消除导致心脑血管疾病的隐患，最大程度避免心脑血管疾病发生；长远受益，就是通过对经络的拍打，活化细胞，排除病灶，减缓衰老。本书的主要特点：一是简便易行，科学实用；二是图（穴位、形象、视频）文并茂，安全可靠；三是可收听、可观看、可赠友、可锻炼；四是不需求师问道，不必破资费劳，不受时间、地点、年龄所限；五是一看就懂、一学就会、一做就灵，深受百姓欢迎。

2017年7月13日在人民日报社和2017年7月18日在中国中医科学院召开的两次研讨会、论证会及第一、第二、第三届中国健康文化大会上，与会专家对《健康码》（又名《泰山健康长寿宝典》）给予高度评价：《健康码》汇古今中华养生文化之大成，融穴位按揉、腹式呼吸、经络养生于一身，集负重运动、饮食睡眠、心理健康于一体，是一套技术路线明确、实验数据支持、操作简便易行、环境障碍为零、安全可靠、效果肯定的综合（非药物）养生保健方法，值得推广应用。

健康是人类永恒的主题。《健康码》，以未病先防、提高生命质量和保持身心健康为重点，既主张健康养生，祛病健身，自己是最好的医生，又讲求顺其自然，天人合一，回归健康本源，是坚持预防为主，倡导健康文明生活方式的有效形式和方法。

中国科学院院士

国医大师

中国中医科学院首席研究员

2020年8月21日

序
三

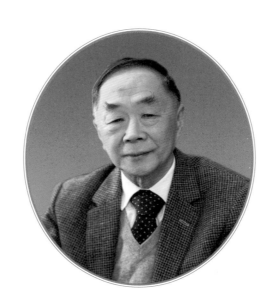

　　2019北京（雁栖湖）健康发展论坛，拉开了"以治病为中心向以人民健康为中心转变"和"把健康中国战略变成全社会共识和行动"的序幕。人民健康是百姓幸福和国家可持续发展的重要标志，党的十九大作出了实施健康中国战略的重大决策部署。2019年6月，国务院印发了《关于实施健康中国行动的意见》，并在国家层面成立了健康中国行动推进委员会；同年11月，中共中央、国务院又印发了《国家积极应对人口老龄化中长期规划》，这标志着我国卫生健康工作理念、服务方式从以治病为中心向以人民健康为中心的重大转变。为了应对这一转变，特别是面对百年来全球发生的最严重的传染病大流行，党中央、国务院带领全国人民以坚定果断的勇气和坚韧不拔的决心，同时间赛跑、与病魔较量，打响疫情防控的人民战争——总体战、阻击战，夺取了全国抗疫斗争的重大战略成果。当前，疫情仍在全球蔓延，国内零星散发病例和局部暴发疫情的风险仍然存在，夺取抗疫斗争全面胜利还需要继续付出努力，为了早日实现健康中国梦，第三届中国健康文化大会特别推荐了以预防为主，以不得病、少得病为重点，以人民健康为中心的养生科普系列图书——《健康码》。该书介绍的"三六九"健身法，简便易行、贴近百姓，被中国贸促会商业行业委员会和中商企名特优（北京）认证中心评定为中国名特优商品。特别是"三六九"健身法中的"六呼吸健身"，对于增加肺活量、增强心肺免疫力，预防慢性和急性传染疾病都有明显作用。

《健康码》从改变人们的健康观念入手，更希望人们自己动手，学会自我养生保健，唤醒沉睡在身体中的无限活力，用科学的管理理念，用方便、安全、自然、有效的健身方法解决健康问题。《健康码》，是助力人民健康的密码。

中国工程院院士

国家食品安全风险评估中心
研究员、总顾问

2020年10月1日

目　录

第一篇

概 论

扁鹊三兄弟的故事

早在春秋战国时期，名医扁鹊一家三兄弟都精通医术，魏文王问扁鹊："你们三兄弟谁的医术最好？"扁鹊回答："长兄最好，中兄次之，我最差。"文王继续问："你何以最差？"扁鹊说："我长兄治病，是治病于病情发作之前（"治未病"）。由于一般人不知道他事先能铲除病因，所以他名气无法传出去，只限于我家里人知道。我中兄治病，是治病于病情刚发作之时。一般人认为他只能治一些轻微的小病，所以他的名气只限于本乡人知道。而我治病，是治病于病情严重之时。一般人都以为我的医术很高明，所以名气便传遍全国。"文王说："你说得好极了。"

启示：《黄帝内经》："圣人不治已病治未病，不治已乱治未乱。"典故充分说明，"病情严重之时"挽救，不如"病情刚发作之时"控制；"病情刚发作之时"控制，不如"病情发作之前"预防。等到"病情严重之时"再挽救，无异于"渴而穿井、斗而铸锥"，为时已晚。

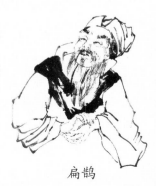

扁鹊

第一章　概　论

　　生命可贵，疾病难防，求医问药，伤心惆怅。千百年来，天下民众，无时不在遭遇各类疾病侵扰。从专家到社会，从政府到"世卫"，都在寻求一个"防病于未起""治病以天然"的有效方法，避开医院的过度治疗，避开药物的副作用伤害，避开医疗费的负担。时至2020年，面对全球疫情，中国提出"人类卫生健康共同体"的共建方案。为响应国家号召，一套人人适用的综合养生保健方法——"健康码"应运而生。

　　中华历史，五千年长；防病治病，千万药方；黄帝内经，本草目纲；道家阴阳，佛家药香；理疗推拿，食疗谷粮……编者集三十年研究于"一码"，把健康二维码变成了为健康保驾护航的"健身砝码"。如庚子年三月五日，"码"说："呼吸高天……"持码人便自然站立，面向东方，呼吸天地能量，灌入心肺大肠。"息长则命长"，心肺充满活量，疏通气滞，修复肺伤。全书"九篇、二十六章、三十九个健康二维码"，一字一义，一码一方，每日起居有道，养生有方，穴位保健，蓄气食坊，未病先防，不沾病床。今日一码在手，有方有疗有养。

第二章 "治未病" 就是好医生

"治未病"的概念源于《黄帝内经》，指的是采取预防或治疗手段，防止疾病发生、发展的概念和方法，是中医预防医学的基本原则、中医药学的核心理念之一，也是中医养生保健的重要理论基础和实践基础。

《黄帝内经·素问》开卷首篇道："上古之人，其知道者，法于阴阳，和于术数，食饮有节，起居有常，不妄作劳，故能形与神俱，而尽终其天年。"一语道破调养身心于未病之时的养生观念和指导意义，提示若能内养正气，外避寒暑，顺应自然界的四时气候，即可正气存内，邪不可干，从而避免疾病发生。

《黄帝内经·素问》又记载："故善治者治皮毛，其次治肌肤，其次治筋脉，其次治六腑，其次治五脏。治五脏者，半死半生也。"告知人们若一时不慎而感受外邪，必须及时早期治疗，在疾病初发、邪位浅表之时，要善于抓住疾病的初级表现，及早诊断，防微杜渐，以免贻误病情，防止疾病由浅入深，由轻至重。

随着时代的发展，医疗技术的进步，中外医学家都发现，人的生命非常脆弱，甚至稍纵即逝，而我们一生要面临的损害健康的因素又太多，有的甚至难以根除。

就拿毫不起眼的感冒来说，是我们生活中最常遇到的影响健康的疾患。若此时遇到人体正气不足时，就会出现较为明显的不适表现，比如鼻塞、流涕、发热，这就代表着疾病的产生、健康的下降、精气的妄耗，意味着生命已受损。即使此时再去服药，甚至能找到特效药物，但生命的损伤已成事实。魏晋时养生家嵇康曾说"悟生理之易失，知一过之害生"，南宋大诗人陆游也说"一毫不加谨，百病所由兹"，更何况，若将"一过""一毫"放到人之漫长的一生，又将遭遇多少个"一过""一毫"之损伤呢？

早在两千多年前，《黄帝内经》就提出了"治未病"的思想，强调未病先防。《素问·四气调神大论》中说："是故圣人不治已病治未病，不治已乱治未乱。"这里的"治未病"指的是对未患病机体进行保养，预防疾病的发生，这是"治未病"的其中一层含义。《素问·刺热论》中又有："病虽未发，见赤色者刺之，名曰治未病。"这里的"治未病"指的是疾病在尚未发生而出现征兆的时候，先施以治疗手段，阻断疾病的发生，这是"治未病"的另一层含义。历代医家在临床实践过程中，进一步认识到"治未病"的重要性，对"治未病"的理念进行了论述和阐发。如唐代医学家孙思邈就说：“圣人消未起之患，治未病之疾，医之于无事之前，不追于既逝之后。”这些观点不仅丰富了祖国传统医学“治未病”的理论和实践，也使“治未病”成为渗透和贯穿于祖国传统医学的一个基本原则。可见，对于每个人的健康而言，“治未病”才是最好的预防，“治未病”就是好医生。

“治未病”，第一，要满足养生健康的基本要素。世界卫生组织曾提出健康四大基石的概念，即“合理膳食、适量运动、戒烟限酒、心理平衡”，做到这四点，便可很大程度上预防疾病的发生，使平均寿命大大延长。正如《黄帝内经》中所说“法于阴阳，和于术数，食饮有节，起居有常，不妄作劳”，也就是顺应自然，坚持锻炼，饮食有节制，起居有规律，不过度劳心劳力。由此可见，古今中外，“治未病”的基本要素是相似、相通的。

第二，重视保养正气。祛病延年的根本在于正气，所以养生应以正气为本，充分发挥人自身的主观能动性，通过扶正固本，提高适应环境变化的能力。保养正气，就是保养精、气、神，其中重在保精护肾和调养脾胃，因为“肾为先天之本”“脾为后天之本”。通过对“先天”和“后天”的调养，就能为人体正常的生理功能打下一个坚实的基础，从而预防疾病的发生，降低疾病的危害，诚可谓"正气存内，邪不可干"。

　　第三，慎避有害因素。医圣张仲景将纷繁复杂的病因明辨为"千般灾难，不越三条"，即强调疾病的发生原因可以在内因、外因和不内外因这三个方面找到归类，而且这三个方面互相影响。有的时候环境污染、六淫、邪气甚至疫疬等外因可以作为主要原因引起疾病，逐步影响到机体内在的正常状态，从而导致疾病的发生或者加重；又如创伤等不内外因可以影响机体的正常运动状态，进而容易导致很多内因、外因诱发疾病。所以养生御病的主要内容在于克服这些致病因素，尤其要发挥人的主观能动性，积极地预防可能导致疾病的内因、外因等因素，这就是《素问·上古天真论》开篇讲到的"虚邪贼风，避之有时，恬淡虚无，真气从之……"适当的健身方法运用、合理的饮食作息、舒畅的情志活动都是御病避邪的重要方式。

　　第四，干预亚健康。亚健康状态是健康向疾病过渡的中间状态，忽视亚健康，向前一步便是疾病；调摄亚健康，退后一步就能回归健康。因此，倘若身体稍有不适，需倍加注意，切不可因各种借口而忽视对亚健康的干预。当代诗人陈志岁《病中窥镜》云："至防防未病，精补补初亏。"（《载敬堂集·江南靖士诗稿》）病中对镜自叹，却得养生真髓。

第五，既病防变。疾病发生的初期，就要及时采取措施，积极治疗，防止疾病的发展与传变，这也属于"治未病"的内容。疾病处于初期的时候，一般病较浅，症状比较轻微，病情较单纯，对正气损害也不重，此时进行早期锻炼和治疗，往往费力不多却效果良好，可以截断病情，防止传变发展，达到"治未病"的目的。正如清代徐大椿《医学源流论》中说："故凡人少有不适，必当即时调治，断不可忽为小病，以致渐深。"中医"治未病"还强调根据疾病传变规律，对可能会被影响的脏腑和部位，先采取预防措施，以阻止疾病传至该处，截断疾病的发展，将疾病局限于某一部位，以遏制疾病，提高疗效。如《难经》中就说："所谓治未病者，见肝之病，则知肝当传之与脾，故先实其脾气，无令得受肝之邪，故曰治未病焉。"医圣张仲景更是将其发挥到极致，确立了行之有效的类似"截断疗法"，丰富和发展了中医"治未病"的理论和实践。

"治未病"并不是一句空话，而是确有丰富内容和经验认识的中医特色理论。中医不仅强调对于当下病机和症状的解除，更强调在治疗中对于未病的预防，这就涉及对于疾病发展过程的准确掌握和预判，这就是中医"治未病"在临床中的实际运用。在理想状态下，中医理论更要求未病先防的观点，即在日常的生活起居中注意到点滴的养生认识和操作，生活的点滴细致到运动、作息、呼吸、饮食、情志、避邪气等方方面面，这就是中医理论指导下健身方法的内容与优势。即使在疾病状态下，中医理论更加强调既病防变，即在配合治疗的基础上运用生活起居中的健身方法化解初小疾病，防止因为小问题导致健康出现大的故障。

"治未病"一直是中医药的主要优势，有着特色的理论认识和实践积累，但是佶屈聱牙的古籍中"治未病"的方法很多湮没在历史的长河里，不能成为广大群众手中的实际工具，以用来保护自己的机体健康。随着社会的进步，人们保健意识的提高，大家对健康知识的准确运用有着迫切的要求与实际的需要，中医药伟大的宝库里面丰厚的实践积累、切合实际的操作方法和富有思辨特色的理论阐述，都亟须使用大众能够听得懂、看得见、用得上的方式普及开来。比如说，中医理论阐述的"节用而爱人"，即强调所谓养生要谛在于对机体的一切功用，甚至包括神志层面的精力、智慧都要有节制地使用，而且禅家和道家的修行要谛亦在于此，如此高深的理论参悟完全可以凝练到呼吸、按揉、拍打等技巧上面；再如，哲学层面认识阴阳平衡观点是事物发展本根的追问，包括生命现象，中医即在这样的理论基础上完成了对机体生理、病理的认识，强调阴阳的平衡、运动、互根、互用进而达到机体气和血、表和里、脏和腑、经和络的协调，主张运用这些机体自身的能动作用达到健康的目的，这是超越具体形态认识生命结构的优势理论认识，在这样的理论上通过对腧穴的按揉、气的自我调节、拍打过程中经络舒展与流注以能动地保证机体健康。

近年来，许多实用的养生保健知识如雨后春笋般出现，并服务到人们生活的方方面面，确实为大众的生活质量提升、健康水平提高起到了一定作用，但是许多知识和方法或者过于片面，或者理论深奥不能为大众掌握，或者言辞浮夸不能为科学验证。基于此，连续两届的中国健康文化大会都以倡导健康文明的生活方式和提高免疫力、"治未病"为题开展了专题讨论，并就"发挥传统中医理论和实践的优势，以现代医学客观指标和量化数据为重要论证依据，运用最简单的语言、最容易掌握的动作和最能体验到的状态变化形成规范性的健身法操作传播给大众"达成共识，并以中国健康文化大会的名义推出了《健康码》，书中重点介绍了"三六九健身法"。与会专家和教授认为，这套健身方法遵循的是科学健康的养生规律，贯穿的是传统医学的理论与实践，倡导的是健康文明的生活方式。该套健身法，融穴位按揉、腹式呼吸、经络养生于一体，集负重运动、饮食睡眠、心理健康于一身，是一套技术路线明确、实践数据支持、操作简便易行、环境障碍为零，通俗易懂、贴近百姓、安全可靠、效果肯定的综合养生保健方法，值得推广应用。

第二篇

"三六九"健身法

乾隆皇帝的养生之道

公元1748年，最后一个登谒（封禅）告祭泰山的乾隆皇帝登临泰山，之后十几次到过泰安，六次登上岱顶，多次秘访碧霞祠和青帝宫。乾隆帝在登谒告祭泰山之际，不忘寻求泰山生命（长寿）文化的密术，受安期生开创的"方仙道"（凡人可以通过修炼、食疗而长寿）的影响，在吸收《黄帝内经》等名医名典的基础上，总结提炼出养生十六字诀（吐纳肺腑、活动筋骨、十常四勿、适时进补）、饮食养生三宝、养生健身术等养生秘诀。由于乾隆帝养生有方，坚持有道，执政60年，活到了89岁。

启示：乾隆皇帝坚持几十年如一日亲身习之的养生之道告诉我们，养生一定得自己习练，任何人都代替不了，做皇帝也得时时"劳其筋骨"，只有恒心持久，才能健康长寿。

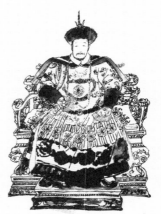

乾隆

三六九健身法

（约需五十分钟）

扫一扫

按揉头部（上）　按揉双手（中）　按揉下肢（下）

预备：早晨醒来，喝一杯温开水，排空大小便，选择一空气流通处，或点一支檀香净化空气，着宽松衣裤，坐卧或站立均可。

· 主要作用 ·

按揉头部，能通苍天之神力（天），具有疏通百脉、缓解压力、放松心神的作用；按揉双手，能化日月之阴阳（人），既能保证其灵巧与强健，又能运行经络气血，沟通身体外部，平衡体内阴阳；按揉下肢，能接大地之精气（地），既能促进下肢血液循环，缓解下肢疾患，又能疏通脉络，激活"五腧"（井、荥、输、经、合）。

• 要点提示 •

双手拇指腹或多指腹贴于体表，按揉指定穴位，力量均衡，动作柔和，内外协调。自上而下的顺序为：叩齿，按耳身，双手按压耳朵根；揉印堂，摸前额，双手推至迎香穴；按睛明，点攒竹，搓热劳宫熨双目；左五指、右五指，双手交替按后溪；按合谷，点三间，神门过后是内关；左膝眼，右膝眼，膝眼向下是陵泉；膝阳关连膝盖，膝盖内侧是血海；一涌泉，二商丘（太溪），三阴交下是复溜；四太冲，五大都，内庭对面是丘墟。

• 练习口诀 •

先按头 （<u>一二三</u>。即：一按揉耳朵，二按揉鼻子，三按揉眼睛），**再按手** （<u>四五六</u>。即：四、手腕四穴；五、五个手指；六、手掌六穴），**最后按揉脚趾头** （<u>七八九</u>。即：七、膝关节处七穴；八、足部八穴；九、拍两足底各九十九次）。

一、按揉头部

扫一扫

寓意:通苍天之神力(天)

预备:摒除杂念,全身放松,口唇微闭,心神合一(意念:想自己最高兴的事),闭目,然后上下牙齿有节奏地互相叩击,开始叩击20~30次,逐渐叩击到50~100次。也可根据本人的健康情况量力而行。

1.按揉耳朵

按揉耳根:两手中指和食指在耳垂两边上下揉按,3~5个节拍。再按揉耳身(耳郭),用两手中指和食指按揉耳身(耳郭),3~5个节拍(图1)。

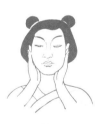

图1

2.按揉鼻子

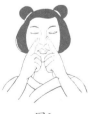

印堂

迎香

图2

①两手中指点揉鼻梁上面的印堂,2~3个节拍。②两手食指再按揉鼻翼两侧迎香,2~3个节拍。最后,沿鼻两侧上下搓揉2~3个节拍(图2~3)。

图3

3.按揉眼睛

①按揉眼眶：两手食指、中指、无名指同时按揉眼睛上面的攒竹、鱼腰、丝竹空，2~3个节拍（图4）。②按揉眼带：两手食指、中指、无名指同时按揉眼睛下边的睛明、承泣、球后，2~3个节拍（图5）。③熨目：两手手心搓热后，捂住双眼8~10秒（意念：眼睛、眼睛，又清又明……）。④鼓目：用食指、中指、无名指轻压眼球，10~15秒后松开(2~3次)。

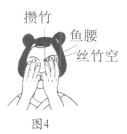

图4

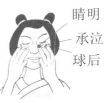

图5

二、按揉双手

寓意：化日月之阴阳（人）

扫一扫

1.按揉手腕四穴位

①用拇指按揉神门2~3个节拍（图6）。②用拇指按揉内关2~3个节拍（图7）。③用中指按揉外关2~3个节拍（图8），内外关可同时按。④用拇指按揉太渊2~3个节拍（图9）。

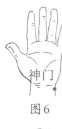

图6

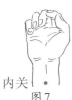

图7

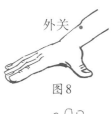

图8

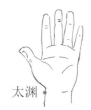

图9

2.分别按揉两手的五指

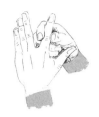

图10

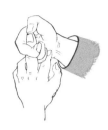

图11

先用两手的拇指和食指分别按揉十个手指，各2个节拍（图10）；之后，用两手拇指指尖分别用力按压两手五个指头的指尖，各2个节拍（图11）。

3.按揉三间、合谷、大鱼际、劳宫、少府、后溪六穴位

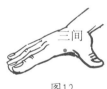

图12

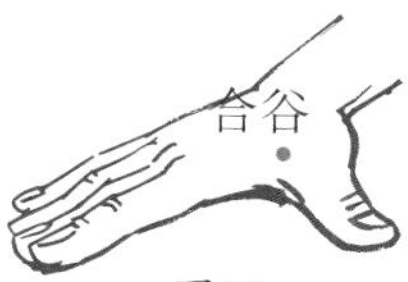

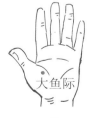

图14

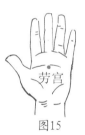

图15

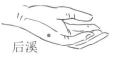

图16

①两手的拇指分别按揉两手拇指下的三间，3~5个节拍（图12）。②两手拇指和食指按揉两手合谷，3~5个节拍（图13）。③两手拇指分别按揉大鱼际2~3个节拍（图14）。④两手拇指按揉劳宫2~3个节拍（图15）。⑤两手拇指按揉少府3~5个节拍（图16）。⑥两手拇指按揉后溪3~5个节拍（图17）。

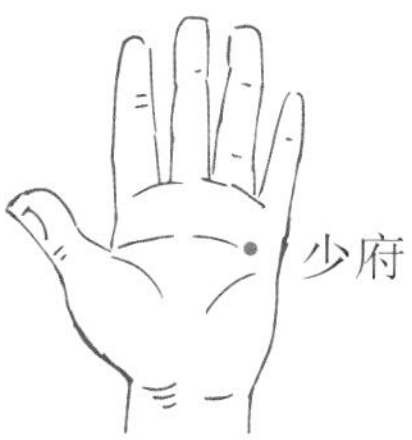

图13

图17

扫一扫

三、按揉下肢

寓意：接大地之精气（地）

1.按揉内膝眼、外膝眼、血海、膝阳关、阴陵泉、阳陵泉、足三里七穴位

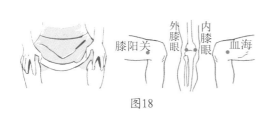

图18

先用两手拇指、食指、中指和无名指同时按揉两膝盖周边的内膝眼、外膝眼、血海、膝阳关（意念：关节、关节，灵活、灵活……），5~7个节拍（图18）。之后，两手劳宫顺时针按揉两膝盖2个节拍，再逆时针按揉2个节拍。

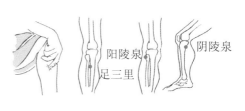

图19

用两手的拇指、无名指和中指同时按揉两膝盖左下侧的阴陵泉、右下侧的阳陵泉及其下面的足三里（意念：血流、血流，舒畅、舒畅……），3~5个节拍（图19）。

2.按揉涌泉、复溜、太溪、太冲、太白、三阴交、内庭、丘墟八穴位

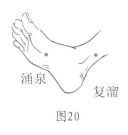

涌泉　　复溜

图20

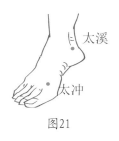

太溪

太冲

图21

先将右脚压在左腿的膝盖上，左手拇指按揉右足底的涌泉，右手拇指按揉右脚的复溜（脚踝内侧向上2指处），3~5个节拍，如图20（意念：涌泉咕嘟，滋润脏腑……）。之后，左手中指按揉右脚的太冲（足背侧，第1、2趾跖骨结合部之前凹陷处），右手拇指按揉右脚的太溪（内踝后的凹陷处），3~5个节拍，如图21（意念：涌泉咕嘟，滋润脏腑……）。之后，用左手的四指按揉足底脚的五趾跟部和太白（足大趾内侧凹陷处），右手拇指按揉右腿的三阴交（脚踝内侧向上3、4指之间）3~5个节拍，如图22（意念：涌泉咕嘟，滋润脏腑……）。而后，左手中指按揉右脚的内庭（足背第2、3趾间），右手中指按揉足背的丘墟（足背，外踝前下方），3~5个节拍，如图23(意念：丘墟轻清，头脑清醒……）。然后，

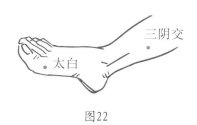

三阴交

太白

图22

两腿交替，动作（意念）同上。之后，分别用五个手指指腹对准五个脚趾指腹按揉3~5个节拍。

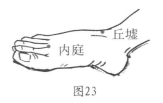

图23

3. 拍足底

两手（劳宫）分别拍打足底（涌泉）各99次。

男士先拍右脚，女士先拍左脚，之后双手交换拍打。

4. 搓劳宫

两手搓劳宫3~5个节拍。

注："三按揉"的练习时间见210—214页年龄分类参考表。

第四章 六 呼 吸

扫一扫

一呼吸高天　二呼吸大地　三呼吸太阳

四呼吸月亮　五呼吸山川　六呼吸江河

　　预备：早晨醒来，用力伸展3~5个懒腰，起床之后喝一杯温开水，排空大小便；选择一空气流通处，着宽松衣裤，两脚开立，与肩同宽，两臂下垂，身体自然放松。

· 主要作用 ·

　　一是增强肺活量、提高肺功能。通过增加呼吸频率与深度，扩大膈肌的活动范围，增强肺活量，提高肺功能，预防和减少肺间质纤维化发生。

　　二是改善胃肠功能。通过呼吸调节促进腹部肌肉的紧松转换，增加胃肠蠕动，改善脾胃功能。

　　三是促循环、强心肌。通过深呼吸促进和改善血液循环，增强心肌功能，防止心力衰竭。

四是活血化瘀，促进损伤修复。通过增加呼吸频率与深度，有效改善气滞血瘀症状，促进实质器官组织的损伤修复。

五是安神定志，促进身心健康。通过深呼吸调节大脑兴奋度，稳定情绪，激活大脑细胞，减缓脑部细胞老化。

六是消除疲劳，强壮身体。通过深呼吸提高血氧饱和度，促进二氧化碳等代谢产物的排出，消除疲劳，强壮身体。

· 要点提示 ·

一、意念要准确。随着吸气，腹部内收，吸满气略停顿：（1）吸入之气与全身之气汇合后沉于丹田，并由丹田向命门（下焦）处紧缩；（2）全身之气由丹田向四肢百骸舒展，随着呼气将浊气排出，精气咽下，全身放松。呼完气，略停之后再开始重复呼吸。

二、动作要到位。吸气时丹田紧张，呼气时丹田放松。呼气与吸气配合小腹一起一伏。吸气时腹部由前（丹田）向后（命门）靠拢挤压，呼气时腹部由命门向丹田放松。随着腹部有规律地起伏，脏腑得以按摩，内气方能祥和顺畅。

三、意动要协调。 呼气后停顿几秒，让身心有个休息时间。古人云"息长则命长"，身心与呼吸协调配合，意念和动作配合协调，每呼吸一次等于人体内的血液进行了一次大的循环。精气神得到滋养，生命力恢复旺盛。

温馨提示： 早晨练习时面向东方，中午练习时面向南方，晚上练习时面向西北方。参考演示动作请扫二维码，饭前饭后半小时内尽量不做深呼吸。

一、呼吸高天

扫一扫

意念：天水黄河，孕育中华文明

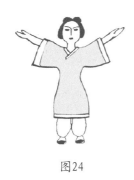

图24

动作：提肛收腹，舌尖顶住上颚，两手叠压（手心向外）向前推出（头向后仰）之后，举过头顶用力拉伸后向两边分开抱球（5~7秒，图24）。

用鼻子将天地能量之气慢慢吸入腹中，吸满后屏住呼吸5~7秒。再将精气往下滚压至丹田，两掌随之慢慢收至丹田（身体略下蹲，重心前移，意念：天地之气收于丹田，持续5~7秒），之后借助腹部的力量将精气滚压至命门、下焦（重心后移，意念：藏于下焦，持续5~7秒），再将精气滚压至足底、涌泉（重心再前移，五趾收缩抓地，意念：接地通天，持续5~7秒），慢慢起身，两掌合十举过头顶用力向上拉伸（3~5秒）之后，开始吐（排）气，随着吐气，两掌慢慢地向两边分开，向下划弧至丹田（意念：废气排出，精气咽下，持续5~7秒）。最后，再做1~2次深呼吸。（以上黑体字部分简称A）。

要点提示：随着用嘴吐气，两唇微合，嘴角略向后用力，吐出一个"嘘"字（意念和作用：养肝明目，缓解肾虚）。**吐字时，用意念把体内的病灶和不适全部吐（排）出来**（以上黑体字部分简称B）。

二、呼吸大地

扫一扫

意念：亘古千秋，穿越鸿蒙苍穹

　　动作：提肛收腹，舌尖顶住上颚，双臂由两边抬起（手心向下，图25），上起下压两次后举过头顶（手心右转向前），用力拉伸再向两边分开抱球，持续5~7秒（此处接"呼吸高天"中黑体字部分A）。

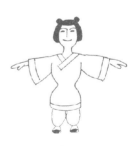

图25

　　要点提示：随着用嘴吐气，半张口，舌上翘，吐出一个"喝"字。意念和作用：补心养心，提神醒脑。（此处接"呼吸高天"中黑体字部分B）。

三、呼吸太阳

扫一扫

意念：日月乾坤，承载民族魂韵

动作：提肛收腹，舌尖顶住上颚，两手向两边（手心向上）平行推出，再向上举过头顶用力拉伸后向两边分开抱球（持续5~7秒，图26），（此处接"呼吸高天"中黑体字部分A）。

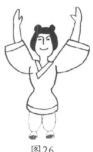

图26

要点提示：随着用嘴吐气，成圆口型，舌放平前伸，吐出一个"呼"字。意念和作用：提高食欲，保护脾胃。（此处接"呼吸高天"中黑体字部分B）。

四、呼吸月亮

扫一扫

意念：薪火相传，托起神圣图腾

动作：提肛收腹，舌尖顶住上颚，两手掌由胸前推出（图27），然后分别向两边转（90度）至平行线（手心向外），两掌向下画圈（半蹲）后由胸前托起（手心向上），举过头顶用力拉伸后向两边分开抱球（持续5~7秒），（此处接"呼吸高天"中黑体字部分A）。

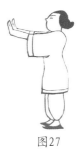

图27

要点提示：随着用嘴吐气，两唇后收，上下齿合而有缝，吐出一个"呬"字（意念和作用：润肺养肺，增补肺气）。（此处接"呼吸高天"中黑体字部分B）。

五、呼吸山川

扫一扫

意念：和谐共生，志在造福人类

动作：提肛收腹，舌尖顶住上颚，两手握拳（手心向下）由胸前推出，然后向上举过头顶后再向下向后画圈，弯腰的同时双拳由后背再举过头顶（图28），再转回至胸前，交叉后变掌，举过头顶用力拉伸后向两边抱球（持续5~7秒），（此处接"呼吸高天"中黑体字部分A）。

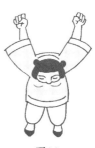

图28

要点提示：随着用嘴吐气，两嘴角向后拉，舌头上翘，吐出一个"吹"字（意念和作用：强身补肾，舒肝利胆）。（此处接"呼吸高天"中黑体字部分B）。

六、呼吸江河

扫一扫

意念：天人合一，健康中国圆梦

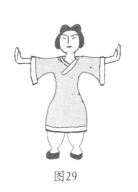

图29

动作：提肛收腹，舌尖顶住上颚，两手掌由胸前向两边平行推出后（图29），向前向下画圈举过头顶，用力拉伸后向两边分开抱球（持续5~7秒）。（此处接"呼吸高天"中黑体字部分A）。

要点提示：随着用嘴吐气，两唇微开，上下牙齿轻轻咬合，吐出一个"嘻"字（意念和作用：改善眩晕及胸腹胀闷）。（此处接"呼吸高天"中黑体字部分B）。

特别提示

　　身体不适者可根据自身情况在呼吸吐气时只吐（排）一个字。比如：需要润肺养肺、增补肺气，呼吸时可只吐"呬"字。最后，双手按揉腹部顺、逆时针各21圈。

温馨提示：年老体弱者可酌情深度呼吸，心脏病、冠心病、心肌梗死、脑溢血等慢性病患者，按康复训练要求完成深度呼吸锻炼。

注："六呼吸"的练习时间见210—214页年龄分类参考表。

第五章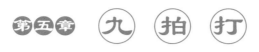

扫一扫

一拍泰山晨曦 二拍天地呼吸 三拍仙人指路

四拍三光聚顶 五拍妙手回春 六拍飞龙在天

七拍千祥云集 八拍（揉）平安福地 九拍（揉）九九归一

预备：两腿开立，两手下垂，身体自然放松。

· 主要作用 ·

疏通经脉（十二正经、任督二脉），激活细胞，调理气血，维持阴阳平衡。一、可以起到内病外治的调理保健作用；二、可以起到脏腑、表里相合的理疗保健作用；三、可以起到健身美体、修复脏腑功能的养生保健作用。

· 要点提示 ·

一、十二经脉的拍打，应依据人体经脉的循行走向进行，有利于促进新陈代谢，增强自我免疫；二、通过适度拍打，渗透传导颤动力，调整神经，缓解精神疲劳；三、结合"意念"进行拍打，实现身心感应、内外结合，使人体血液循环更顺畅，有利于人体的循环系统和消化系统疾病的预防和保健。实践证明，适度拍打两条以上经脉的运动，不单是对经脉的刺激，也是对人体细胞的修复和激活，通过有氧拍打，使人体复杂的生理功能相互协调，维持阴阳的动态平衡。特别提示：每一拍完成之后，双手合掌举过头顶，尽力向上拉伸（3~5秒，意念：接通天地之气）后全身放松，再开始做下一拍。

· 练习口诀 ·

一拍前（胸前部分），二拍后（背后部分），三拍左右手（左右手臂），四拍上（肩膀以上穴位），五拍下（肩膀以下穴位），六拍左右胯（左右腿外侧），七拍任督（任脉、督脉），八揉腹（命门与神阙穴对揉），最后一拍（九揉）是踮足。

（一拍前）

一拍 泰山晨曦

（足厥阴肝经、足阳明胃经、足少阴肾经、任脉）

意念（穴位）口诀：足五里、气冲、中注、石关、步廊、神封、神藏、膻中

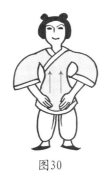

图30

动作：两手掌从左右足五里开始向上拍打（图30），经气冲、气穴、中注、石关、步廊、神封、神藏、膻中结束（图31）。

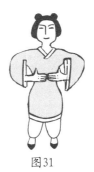

图31

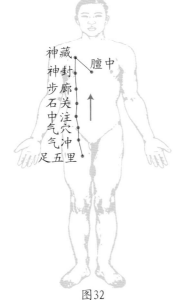

图32

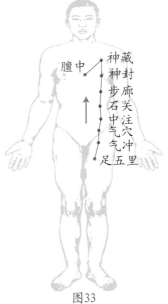

图33

*一拍打主要穴位及方向见图 32~33

（二拍后）

二拍天地呼吸

扫一扫

（足太阳膀胱经、足少阳胆经、经外奇穴）

意念（穴位）口诀：颈百劳、肩井

动作：左手托起右胳膊肘，右手搭在后颈的颈百劳、肩井之间，拍打颈百劳和肩井 3~5个节拍（图34）。之后，两手交换，右手托起左胳膊肘，左手搭在后颈的颈百劳、肩井之间，拍打颈百劳和肩井3~5个节拍。

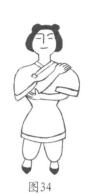

图34

意念（穴位）口诀：附分、魄户、膏肓、神堂、督俞、胃俞、腰眼、承扶、殷门、委中、合阳、承筋、承山、跗阳、昆仑

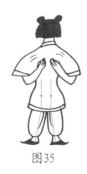

图35

动作：两手半握拳，捶打后背的附分、魄户、膏肓，然后变掌，从神堂开始拍打，经督俞、胃俞、腰眼、承扶、殷门、委中、合阳、承筋、承山至昆仑结束（图35）。两手合掌向上举过头顶后分开，之后右掌搭在左肩上，左掌自然放松。

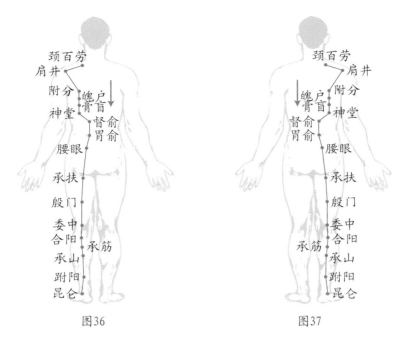

图36　　　　　　　　图37

* 二拍打主要穴位及方向见图 36~37

（三拍左右手）

三拍仙人指路

扫一扫

（手太阴肺经、手厥阴心包经、经外奇穴、手阳明大肠
经、手少阳三焦经、足少阳胆经）

意念（穴位）口诀： 云门、抬肩、天泉、曲泽、间
使、内关、劳宫、中冲、关冲、外劳宫、中
泉、外关、四渎、手三里、天井、手五里、
肩髎、肩井、完骨、天冲、阳白

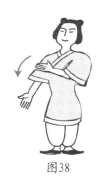

图38

动作：右手掌由左臂云门开始拍，经抬肩、天泉、曲泽、间使、内关、劳宫、中冲，再转至手背的关冲、外劳宫、中泉、外关、四渎、手三里、天井、手五里、肩髎、肩井、完骨、天冲，至阳白结束（图38）。

意念（穴位）口诀：云门、抬肩、天泉、曲泽、间使、内关、劳宫、中冲、关冲、外劳宫、中泉、外关、四渎、手三里、天井、手五里、肩髎、肩井、完骨、天冲、阳白

动作：左手掌由右臂云门开始拍，经抬肩、天泉、曲泽、间使、内关、劳宫、中冲，再转至手背的关冲、外劳宫、中泉、外关、四渎、手三里、天井、手五里、肩髎、肩井、完骨、天冲，至阳白结束（图39）。

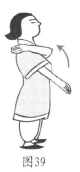

图39

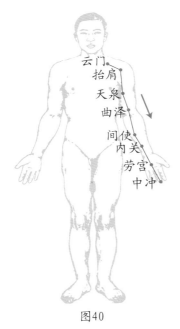

图40

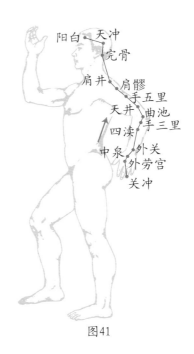

图41

*三拍打主要穴位及方向见图 40~41

（四拍上）

四拍 三光聚顶

扫一扫

（督脉、足少阳胆经、足太阳膀胱经、足阳明胃经、经外奇穴）

意念（穴位）口诀：百会、玉枕、风池、完骨、翳明

动作：两手掌举过头顶接日月之光（3秒钟）后，左手按住百会，右手拍打左手背2~3个节拍；之后，两

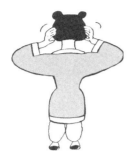

图42

手分别捂住两耳朵，两手四指轻轻弹打耳后的风池、玉枕2~3个节拍，如图42（意念：头脑、头脑，清醒、清醒……）。两手掌鼓耳1个节拍，如图43，之后两手拇指（指头向下）按揉左右风池1~2个节拍；两手转到前额，拍打前额阳白2~3个节拍，后再拍两腮颊车2~3个节拍。两手的中指、无名指点住肩井，借耸肩的力量用手背按摩耳后下方的翳明和完骨2~3个节拍。两手合掌举过头顶，向上拉伸3~5秒后全身放松。

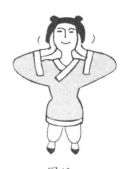

图43

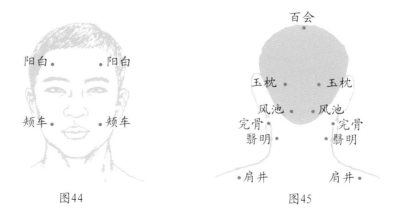

图44　　　　　　　　图45

* 四拍打主要穴位及方向见图 44~45

（五拍下）

五拍妙手回春

（足阳明胃经、足太阴脾经、经外奇穴、任脉）

扫一扫

意念（穴位）口诀： 气舍、库房、乳中、不容、天枢、气冲、迈步、犊鼻、足三里、条口、解溪、厉兑、隐白、大都、公孙、三阴交、地机、阴陵泉、血海、箕门、冲门、腹结、大横、腹哀、食窦、胸乡、膻中

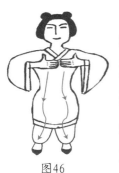

图46

动作：两手掌由气舍开始拍，经库房、乳中、不容、天枢、气冲、迈步、犊鼻（此处拍打膝盖2~3个节拍）、足三里（以下"条口至厉兑"处，坐下拍打，效果更好）、条口、解溪、厉兑。至此，用两手的十指对着脚的十趾（气端）拍打2~3个节拍（意念：末梢神经，畅通、畅通……），然后再转至隐白，经大都、公孙、三阴交、地机、阴陵泉、血海、箕门、冲门、腹结、大横、腹哀、食窦、胸乡至膻中结束（图46~47）。

图47

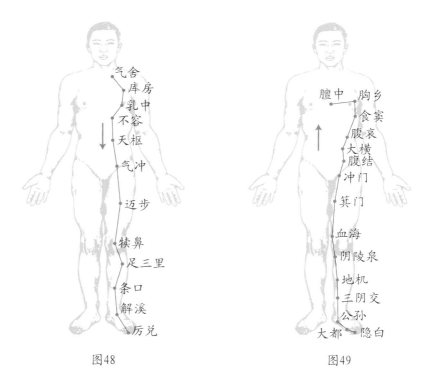

图48   图49

*五拍打主要穴位及方向见图 48~49

（六拍左右胯）

六拍飞龙在天

扫一扫

（足太阳膀胱经、足少阳胆经、足厥阴肝经、任脉）

意念（穴位）口诀：天柱、渊腋、日月、京门、五枢、环跳

动作：左手劳宫对准天柱按揉脖颈，右手

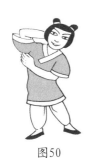

拍打渊腋（图50）、日月、京门、五枢、环跳3~5个节拍（意念：心肌、心肌，强健、强健……）；之后，双手交换，拍打动作同上3~5个节拍（意念：肝胆、肝胆，调畅、调畅……）。

图50

意念（穴位）口诀：风市、膝阳关、阳陵泉、外丘、悬钟、丘墟、地五会、足窍阴、大敦、太冲、中封、中都、膝关、阴包、足五里、急脉、章门、期门、膻中

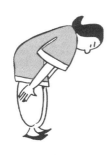

动作：从环跳开始向下，经风市（以下"膝阳关至足窍阴"处坐下拍打，效果更好）、膝阳关、阳陵泉、外丘、悬钟、丘墟、地五会、足窍阴，之后用两手十指对着脚的十趾拍打3~5个节拍（意念：末梢神经，畅通、畅通……），然后再转至大敦、太冲、中封、中都、膝关、阴包、足五里、急脉、章门、期门，至膻中结束（图51）。

图51

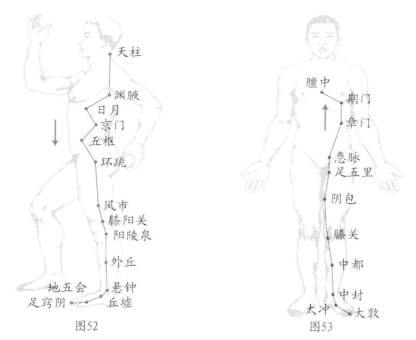

图52

图53

* 六拍打主要穴位及方向见图 52~53

（七拍任督）

七拍千祥云集

（任脉、督脉）

扫一扫

意念（穴位）口诀：承浆、天突、玉堂、中庭、上脘、下脘、关元、中极；长强、腰俞、腰阳关、中枢、灵台、神道、身柱、大椎

　　动作：两手掌由上向下捋按任脉，由承浆开始，经天突、玉堂、中庭、上脘、下脘、关元、中极3~5个节拍，如图54（意念：任脉畅通，全身轻松……）；之

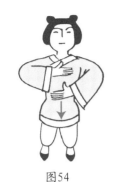

图54

后，两手转到背后合掌用两食指点敲督脉，由长强开始，经腰俞、腰阳关、中枢、灵台、神道、身柱、大椎（图55）。也可自然站立，全身放松，用背部向后撞击墙壁，待身体弹回后再撞击，约1秒钟撞一下，并随着撞击的节奏自然呼吸，动作有力但不过大，要协调均匀，3~4个节拍即可（意念：督脉通畅，血气充盈……）。

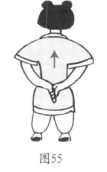

图55

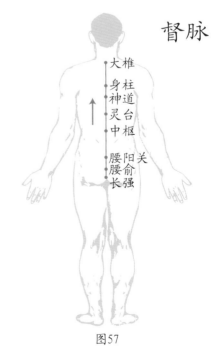

任脉

承浆
天突
玉堂
中庭
上脘
下脘
关元
中极

图56

督脉

大椎
身柱
神道
灵台
中枢
腰阳关
腰俞
长强

图57

* 七拍打主要穴位及方向见图 56~57

扫一扫

（八揉腹）

八拍（揉）平安福地

（神阙、命门）

意念（穴位）口诀：劳宫、命门、神阙

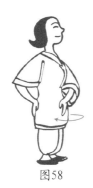

图58

动作：左掌收至腹部，手心向内；右掌收至命门，手心向内。两手劳宫分别对准神阙和命门，顺时针揉3~5个节拍，前后两手向一个方向转（图58~59）；之后，两手交换位置，再顺时针揉3~5个节拍。

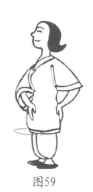

图59

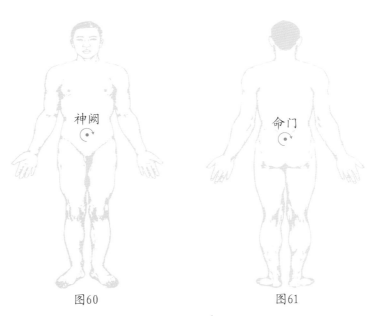

图60 　　　　　　　　　　图61

*八拍（揉）主要穴位及方向见图60~61

（九踮足）

九拍（揉）九九归一

（腰眼、臀中、涌泉）

扫一扫

意念（穴位）口诀：劳宫、腰眼、臀中、涌泉

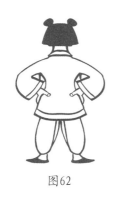

图62

动作：两手合掌由胸前推出，扩胸2~3次后，双手掐腰（图62），前、后、左、右分别扭动腰部各3~5次。之后，左手劳宫对准左腰眼（肾穴），右手劳宫对准右腰眼，同时双手上、下搓揉，两脚脚跟上下

颤（踮脚）抖（图63，3~5个节拍）；最后，两脚交替（用力）跺地各3次（意念：将全身的病气、燥气、邪气、浊气、湿气、寒气排入地下）。

两手搓劳宫结束。

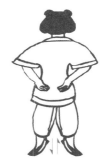

图63

注：按意念（穴位）口诀拍打经穴时，边拍打边进行（穴位）口诀背诵，引导经脉气血运行。

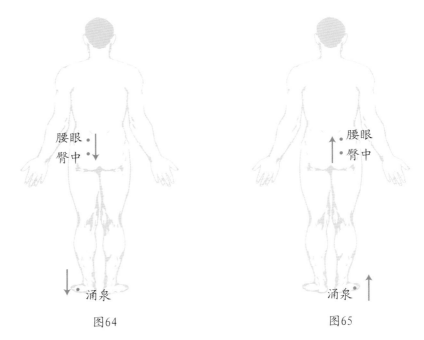

腰眼
臀中

涌泉

图64

腰眼
臀中

涌泉

图65

* 九拍（揉）主要穴位及方向见图 64~65

温馨提示：年老体弱者可分期拍打，心脏病、高血压等慢性病患者按康复训练要求酌情拍打。

注："九拍打"的练习时间见 210—214 页年龄分类参考表。

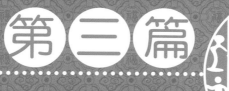

一做就灵的健身通

◎ 传奇故事

"真人"（张真人）不露相

张真人，即张三丰（公元1247—？），自幼聪慧，学习精进，过目不忘，学贯百家，在武当山出家为道，创立武当派，常年在深山修行，内调气息平五脏，外调经络通筋骨，总结出一些常用、易取、见效的穴位，平时自我按摩穴位，疏通经络，行气活血，强身健体，对患病的人则利用穴位治疗疾病。

传说张三丰得道以后经常四处云游，当行住到一家乐善好施、积德行善的大户人家时，得知家中唯一独子自幼身体羸弱、久医不愈后，张三丰不开方剂，不施针灸，只是取身上的穴位，徐徐按之，不消片刻，病人精神大好。连续按摩几日，已与常人无异，大户人家举家跪谢张三丰，张便将常用的保健穴位留下，并教会其按摩方法，随之飘然而去。

启示：这种不打针、不吃药的穴位治疗法，就是通过按摩刺激人体穴位，激发经络之气，起到通经活络、调节人体脏腑气血功能的作用，达到治疗证候和强身健体之目的。

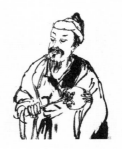

张三丰

一做就灵的健身通

（约需三十分钟）

"一做就灵的健身通"（三穴位健身、六字诀健身、九分钟健身），是在充分考虑到工作事务繁忙人员时间紧缺的情况，由"三六九健身法"简化和提炼而成的"浓缩版"。"一做就灵的健身通"，虽然文字内容少，练习需要的时间也短，但是同样兼顾了"三六九健身法"的基本作用和功效，深受上班族等特定人群的欢迎。

第六章　一穴位一点通

三穴位健身

扫一扫

"三穴位"健身是"三六九健身法"中"三按揉"部分的提炼和浓缩，好记、好学、好做。"三穴位"虽然只有三个部位，但它代表的是传统哲学中的"天（上）、地（下）、人（中）"三个层次，也是人体中联系上下、协调内外的要穴，位置和作用十分重要，每个人都可以做，而且很容易坚持。

1.按揉耳朵（上）

按揉耳根：两手中指和食指在耳垂两边上下揉按，3~5个节拍，配合按揉耳身（耳郭），3~5个节拍（图66）。

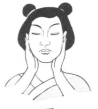

图66

2.按揉双手（中）

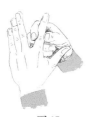

图67

先用两手的拇指和食指分别按揉十个手指，各2个节拍（图67）。之后，用两手拇指指尖分别用力按压两手五个指头的指尖（图68），各2个节拍；配合按揉合谷、内关。

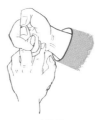

图68

3.按揉下肢（下）

按揉足三里：两手食指和中指同时按揉两膝盖外下侧的足三里3~5个节拍（图69），配合按揉足底的涌泉3~5个节拍（图70）。

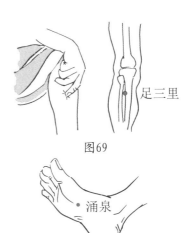

足三里

图69

·涌泉

图70

第七章　一个字一点通

六字诀健身

口诀：早起揉腹练习

扫一扫

"六字诀健身"（早起揉腹练习），是在"三六九健身法"的基础上提炼、浓缩而成的。"六字诀健身"，虽然仅有六个字，但其功能和作用与"三六九健身法"相同，遵循的是人们从早到晚一整天的活动规律、健康理念和生活方式，大家一看就懂、一学就会、一做就管用，而且每个人都能记得住、做得到。

早晨醒来"一二三"（床上），即一是伸懒腰、二是搓搓脚、三是蹬蹬高。一是伸懒腰，动作：早晨醒来，用力伸3~5个懒腰之后，两腿伸直脚朝上，脚尖用力向胸部方向勾转2~3次，每次5~10秒。勾脚期间配合转动舌头，舌头在嘴唇内顺、逆时针各转13~16圈。二是搓搓脚，动作：两腿伸直，两脚面（背）相搓，左右脚各搓5~7个节拍，之后

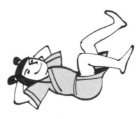

图71

用脚后跟搓脚心（涌泉），两脚各搓3~5个节拍。三是蹬蹬高（蹬脚），动作：两手交叉抱头，两腿抬起蹬脚7~9个节拍（图71）。

起床之后"一二三"（床下），即一叩齿、二搓脸、三拍打。一叩齿，动作：合唇叩齿100次，同时两手按揉两膝盖顺、逆时针各50次后，用温水漱口，之后再喝完一杯温开水，排空大小便。二搓脸，动作：双手心对搓2~3个节拍，之后双手搓脸3~5个节拍。三拍打，即一拍前，二拍后，三拍左右手。一拍前，动作：两掌从足五里

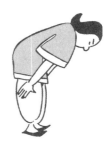

图72

向上拍打，经气冲至膻中结束（见38页）；二拍后，动作：两掌从环跳向下拍至膝阳关（环跳至膝阳关反复拍打3~5次，图72,见46页）；三拍左右手，动作：右手掌从左臂（内侧）云门开始向下拍，至中冲再转至手背的关冲，经外关拍至天冲结束（见41页）。之后，两掌交换拍打（动作同上）。

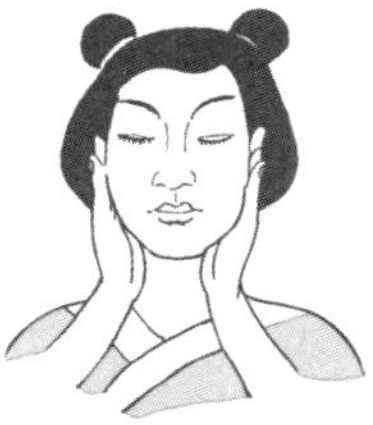

揉按穴位"一二三"（室内），即一按揉耳朵（上），二按揉合谷（中），三按揉足三里（下）。一按耳朵（耳根），

图73

动作：双手按揉两耳朵根3~5个节拍，配合按揉两耳身2~3个节拍（图73），酌情按揉迎香、攒竹、睛明等穴位；二按合谷，动作：拇指按住合谷，同时食指捏住大鱼际一并按揉3~5个节拍（图74），酌情按揉内关；三按足三里，动作：两手拇指和无名指按住阴陵泉和阳陵泉，两手食指按住足三里，一并按揉3~5个节拍（图75），酌情按揉三阴交、涌泉（见25页）。

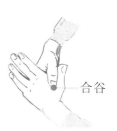

合谷

图74

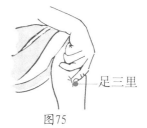

足三里

图75

　　腹式呼吸"一二三"（空气流通处），即呼吸三口气。一呼吸高天，将高天之气慢慢吸入口中。动作：两手掌抬起举过头顶后分开抱球（图76），用鼻子吸满气（吸气时扩张腹部，胸部不动，5~10秒），再将天地之气收至丹田（身体重心前移，5~10秒），藏于下焦（重心后移，5~10秒）；接地通天（重心再前移，5~10秒），脚趾收缩抓地，慢慢起身，浊气吐出，精气咽下（吐气时收缩腹部，胸部不动）。要点：用嘴吐气时，

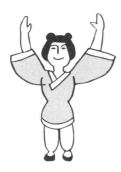

图76

半张口，舌上翘，吐出一个"嘘"字。二呼吸大地，将大地之气慢慢吸入口中，动作同上。要点：用嘴吐气时，两唇后收，上下齿合而有缝，吐出一个"喝"字。三呼吸日月，将日月之气慢慢吸入口中，动作同上。要点：用嘴吐气时，呈圆口型，舌放平前伸，吐出一个"呼"字。

练习负重"一二三"（白天），即一下蹲、二扩胸、三写字。一下蹲（图77），动作：选一弹性物垫，自然站立，两腿下蹲3~5个节拍，下蹲时吸气，起身时吐气，老年人可借助桌椅进行。

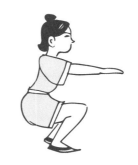

图77

之后，两掌拍打膝盖3~5个节拍。二扩胸，动作：自然站立，手握哑铃（也可用两瓶矿泉水代替哑铃），先做扩胸运动（3~5个节拍，图78），之后双臂上下交叉运动5~6

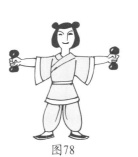

图78

个节拍（图79），三写字，即用头写自己的名字，动作：按笔画顺序慢慢写出自己的名字，或者另外写三字，每写一个字呼吸一

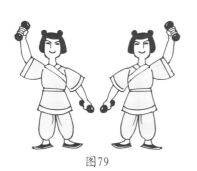

图79

口气，速度要慢，动作要到位。

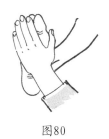

图80

习惯泡脚"一二三"（晚上），即一泡脚、二拍脚、三踮脚。一泡脚，动作：用温热水泡脚30分钟（见186页）。

二拍脚，动作：泡脚后先按揉足部要穴（见25~26页），之后拍打两足底（涌泉）各300~600次，男士先拍右脚，女士先拍左脚（图80）。三踮脚，动作：两掌按住腰眼，两脚后跟上下颤抖（踮脚，5~7个节拍，图81）。

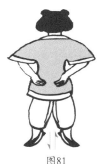

图81

要点提示：每天配合练习"六字诀"，再做两件事，一是每天坚持上午三杯（6：30、9：00、11：00）、下午三杯（2：00、4：00、8：00）温开水，二是每天睡前卧床时双手按揉腹部（顺、逆）各21圈。

第八章 一分钟一点通

九分钟健身

"九分钟健身"，是从"三六九健身法"中提炼浓缩出来的九个动作，简便、易行、实用，不受时间和场地限制，可以随时随地进行锻炼。

扫一扫

1. 按揉手指一分钟。两手食指和拇指分别按揉十个手指各一分钟，对头痛、耳鸣等五官疾病有明显的疗效。

2. 两手对搓一分钟。两手（劳宫）对搓一分钟，可通经络，强内脏，清心和胃，消除面疮，调和阴阳。

3. 按揉耳朵一分钟。双手按揉两耳根、耳身（耳郭），有通经散热、保护听力的作用，尤其对耳鸣、耳聋、健忘有防治功效。

4. 转动眼球一分钟。眼球顺时针和逆时针各转动一分钟，可提神醒目，强化眼肌，防治慢性角膜炎、近视等。

5. 按揉鼻子一分钟。双手食指上下按揉鼻子两边（迎香）一分钟，可开肺窍，对感冒、鼻炎等有明显功效。

6. 叩齿卷舌一分钟。轻叩牙齿一分钟，可使牙根和牙龈活血，同时卷舌，可健脾养胃，延缓衰老。

7. 按揉肚脐一分钟。双掌叠压，顺时针和逆时针各按揉肚脐一分钟，可通畅胃肠之气，促进消化。

8. 提肛收腹一分钟。经常提肛收腹，可增强肛门括约肌的收缩力，促进血液循环，有防治痔疮的功效。

9. 拍打足底一分钟。两手（劳宫）分别拍打足底（涌泉）各一分钟，对预防心脏病、高血压、风湿病等都有明显功效。

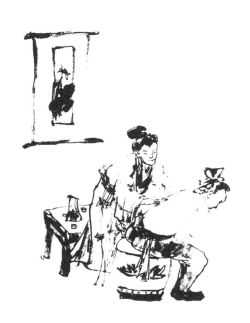

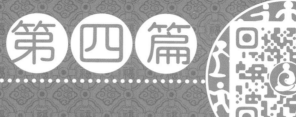

第四篇

天人合一的健身操

◎ 传奇故事

华佗与五禽戏

公元198年某日，华佗的学生吴普来访，向老师求养生妙术。华佗则告诉学生，人要经常参加运动或劳动，但应避免过于劳累。经常活动可加快食物消化，使血液循环畅通无阻，从而不生病。华佗带吴普到户外广场，亲授他创编的"五禽戏"，并敦促吴普，操练"五禽戏"须天天坚持，日久方能奏效。吴普牢记老师教导，每旦闻鸡起舞，勤练"五禽戏"每个动作，熟练后又自我约法三章：早不练功不着衣，午不练功不进食，晚不练功不上床。还请妻子监督，不管酷暑隆冬还是刮风下雨，从不间断。90多岁时，吴普仍"耳聪目明，牙齿完整"。华佗另一弟子樊阿，也因勤练他的"五禽戏"，最后荣登"百岁榜"。

启示：健身的关键是要有恒心和毅力，长期坚持方能奏效。《健康码》中的"九字诀"健身操，集八段锦、五禽戏、太极、中医之精华，简便易行，好练好记。

华佗

天人合一的健身操

（约需十五分钟）

"天人合一的健身操"，即"三个脚""六个要"和"九字操"，是一套简便易行的综合健身操。既有床上活动，又有床下动作，还有太极养生运动，但其功能和作用与"三六九健身法"相同，遵循的是人们的生活规律和传统养生理念，调动的是人体的能量，提高的是自身的免疫力。一看就懂、一学就会、一做就有效，每个人都能记得住、做得到。

• 要点提示 •

1. 早晨醒来："三个脚"(伸脚、搓脚、蹬脚)；

2. 起床之后："六个要"(叩齿喝水、搓脸排便、压腿拍打、下蹲扩胸、按揉颈椎、疏通经络)；3. 坚持练习"九字操"。

提示

• 练习口诀 •

三个脚 • 六个要 • 九字操

第九章 早晨醒来"三个脚"

扫一扫

醒来"三个脚"，即早晨醒来，先做伸脚、搓脚、蹬脚运动。

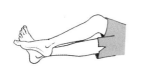

图82

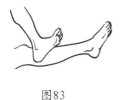

图83

一、伸脚（伸脚同时伸懒腰）。动作：早晨醒来，用力伸3~5个懒腰之后，两腿伸直脚尖朝上，脚尖用力向胸部方向勾转2~3次。勾脚期间配合转动舌头，舌头在嘴唇内顺、逆时针各转舌13~16圈。

二、搓脚。动作：两腿伸直，两脚面（背）相搓，左右脚各搓5~7个节拍（图82）。之后，用脚后跟搓脚心（涌泉），两脚各搓3~5个节拍；再用脚后跟搓揉足三里，左右腿各搓揉5~7个节拍（图83）。

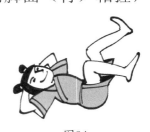

图84

三、蹬脚。动作：两手交叉抱头，两腿抬起蹬脚7~9个节拍（图84）。

第十章 起床之后"六个要"

起床"六个要"，即起床之后，一要叩齿喝水，二要搓脸排便，三要压腿拍打，四要下蹲扩胸，五要按揉颈椎，六要疏通经络。

扫一扫

一、叩齿喝水。动作：先合唇叩齿100次，同时两手按揉两膝盖顺逆时针各50次；再用温水漱口，之后喝完一杯温开水。二、搓脸排便。双手心对搓2~3个节拍后，再搓脸3~5个节拍；排空大小便。三、压腿拍打。动作：将单腿（脚尖朝上）担在适当高度的物体上，

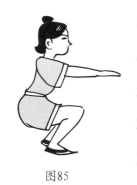
图85

两掌分别由阴包和风市同时向上拍至足五里和环跳，反复3~5次后，交替换腿拍打。四、下蹲扩胸。下蹲动作：自然站立，两腿下蹲，3~5个节拍，下蹲时吸气，起身时吐气。老年人可借助桌椅进行（图85）；扩胸动作：自然站立，手握哑铃（也可用两瓶矿泉水代替哑铃），做扩胸运动3~5个节拍（图86）。

五、按揉颈椎。动作：左手按揉天柱

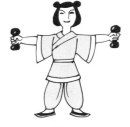
图86

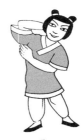

图87

（脖颈），右手拍打左胸乡、渊腋3~5个节拍（图87）；之后，两手交换，动作同上。六、疏通经络。主要拍打三条经络（一拍前，二拍后，三拍左右手）。一拍前动作：两掌从左右足五里开始向上拍打，经气冲、中注、石关、步廊、神封、神藏至膻中结束（见38页）；二拍后动作：两掌从膻中拍至环跳，再从环跳向下拍至膝阳关（环跳至膝阳关，反复拍打三至五次），之后，由环跳向上拍至云门结束（见46~47页）；三拍左右手动作：右手掌从左臂（内侧）云门开始向下拍，至中冲再转至手背的关冲，经曲池拍至天冲结束。之后，两掌交换拍打（动作同上，见40~42页）。

第十一章 天人合一"九字操"

（约需十分钟）

扫一扫

"天人合一九字操"暨"中医太极九字诀"，以吸收和借鉴"中医、太极、八段锦、五禽戏"的精华为基础，以人们的日常活动方式、健康生活理念为主线，以不得病、少得病和健康快乐为重点创编而成，是一套"贴近百姓、强身健体、方便实用"的健身方法。该健身操集"中医、太极、体操"于一身，融文化、运动、养生于一体，九个动作"九重天"，简便易行，科学实用。

提示

• 练习口诀 •

一轮红日照天突，两手托天理三焦，三光聚顶通百会。
四海升平固肾腰，五指开天清心火，六经八脉祛疲劳。
七星高照开天门，八仙过海降三高，九九归一百病消。

（壹）

一轮红日照天突

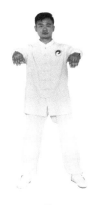

图88

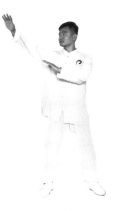

图89

动作：自然站立，两足平开，与肩同宽，两掌由胸前抬起（吸气，掌心在下），再慢慢下落（吐气），之后，两掌左右画圆（图88~89）。

（贰）

两手托天理三焦

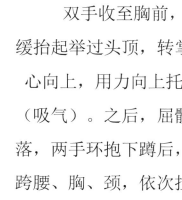

图90

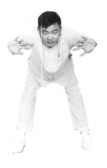

图91

双手收至胸前，缓缓抬起举过头顶，转掌手心向上，用力向上托举（吸气）。之后，屈髋下落，两手环抱下蹲后，再跨腰、胸、颈，依次拉起（吐气），如图90~91。

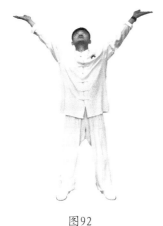

图92

（叁）

三光聚顶通百会

起身，两掌由两
边向上（掌心在上）拉
起，举过头顶抱球（吸
气）。之后，两手由胸
前慢慢下落至丹田（吐
气），如图92~93。

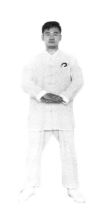

图93

（肆）

四海升平固肾腰

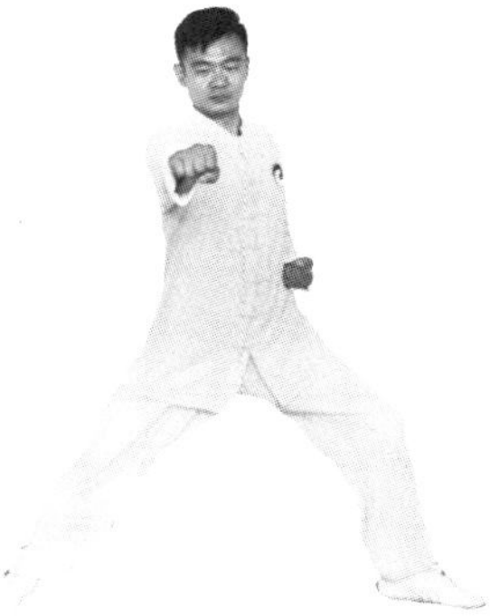

两足横开，成大
马步，两拳收至腰间
（吸气），左弓腿，蹬
右脚，击右拳（吐
气）。之后，右弓
腿，蹬左脚，击左
拳（图94~95）。

图94

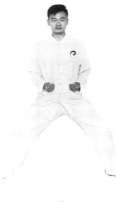

图95

（伍）

五指开天清心火

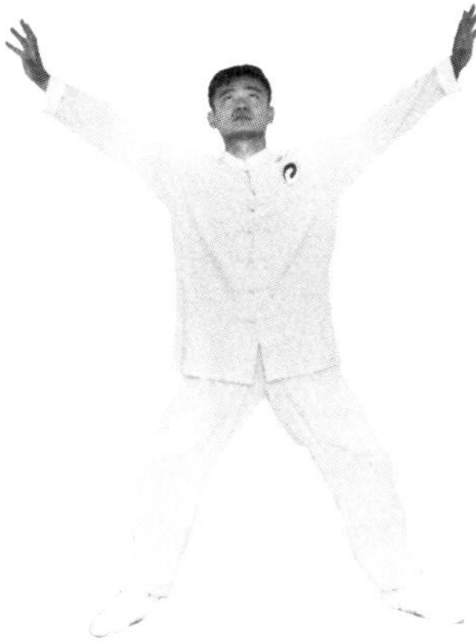

两手交叉向上、向外抓握（吸气），之后，右腿虚步右手向前，左手合至右肘（吐气），砸拳阵脚（图96~97）。

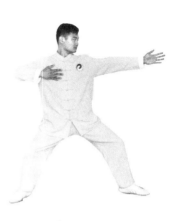

图96

图97

（陆）

六经八脉祛疲劳

两手左右云手，之后收至胸前，举过头顶（吸气），按住腰眼，成伸腰（向后）式。之后，再慢慢弯腰向下，两手向下至脚腕处（吐气），如图98~99。

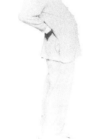

图98

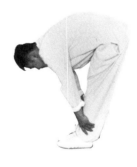

图99

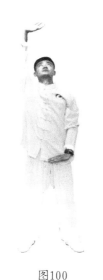

图100

（柒）

七星高照开天门

起身后，右手举过头顶（掌心在上），向上用力举托（吸气），同时，左手用力向下压，两手对拉拔长（吐气）。之后，左手举托，右手下压，动作同上（图100~101）。

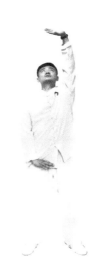

图101

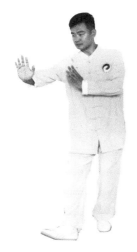

图102

（捌）

八仙过海降"三高"

两手收至胸前，右掌推出（吸气），右脚向右摆脚出步，左脚勾脚上步，右转360度（吐气）。之后上右步，推右掌（图102~103）。

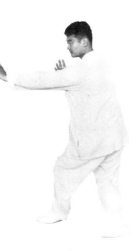

图103

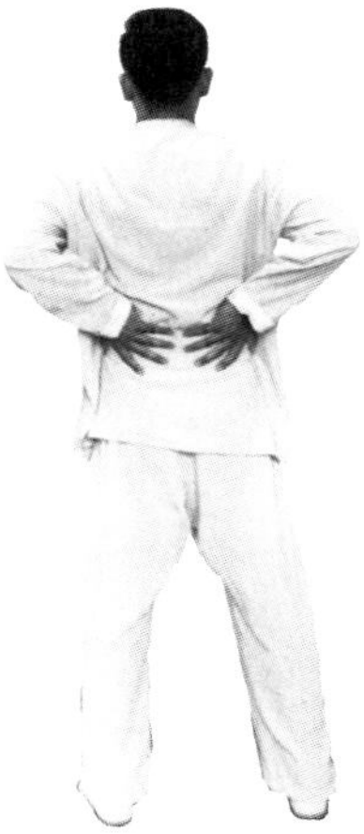

图104

（玖）

九九归一百病消

右手右脚收回，双手按住腰眼，上下踮脚（两个节拍）。之后，两手由两侧抬起举过头顶（吸气），在胸前慢慢下落收式（吐气），如图104~105。

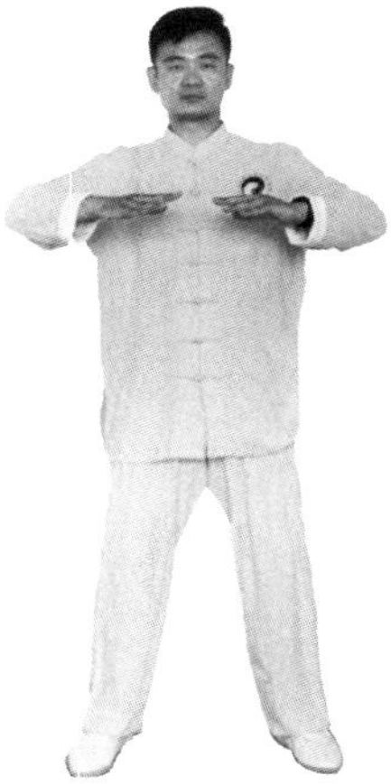

图105

注：每个动作都有内在的含义和作用，每个人可根据自身的情况酌情选择每个动作重复的次数。

中医太极九字诀

一轮红日照天突

穴位：大椎、风府、天突。

动作：中指指尖点揉风府、天突穴，拇指按揉大椎。

作用：治咽炎、咽喉炎。

双手托天理三焦

穴位：建里、阑门、石门。

动作：压住上脘推建里，按住建里推阑门，按住阑门推石门。

作用：降浊，下降气血，治浅表性胃炎、萎缩性胃炎。

三光聚顶通百会

穴位：百会、四神聪、膻中、神阙、内庭、涌泉。

动作：拍打法、叩击法、按压法。

作用：醒脑、活血化瘀。

四海升平固肾腰

穴位：命门、照海、关元、阳池。

动作：顺时针或逆时针摩腹3~5分钟（一次只选一

个方向），其他穴位各按揉3~5分钟。

作用：行气通络，固肾腰。

五指开天清心火

穴位：内关、阴包、神门。

动作：点压、弹拨、叩击穴位。

作用：清热、降火，缓解口干、焦躁。

六经八脉祛疲劳

穴位：外关、合谷。

动作：点压、弹拨、按揉2~3分钟。

作用：补中益气、通经活络。

七星高照开天门

穴位：印堂、百合、眉弓、攒竹、睛明、迎香。

动作：按揉穴位，弹拨筋结。

作用：治疗自闭、洁癖、抑郁。

八仙过海降"三高"

穴位：膻中、至阳、丰隆、地机。

动作：按揉、弹拨、点压。

作用：降"三高"（高血脂、高血糖、高血压）。

九九归一百病消

穴位：足三里、手三里、大椎、后溪、肾俞。

动作：中指点击足三里，弹拨后溪，双手搓揉肾俞。

作用：提高免疫力，祛病养生。

要点提示：配合练习"天人合一九字操"暨"中医太极九字诀"，每天坚持再做两件事：一、每天做2~3次腹式呼吸。早晨面向东方呼吸天地能量之气；中午面向南方，呼吸壮丽山河之气；晚上面对西北方，呼吸日月星辰之气。二、每晚睡前温热水（高于体温）泡脚（30分钟），之后按揉涌泉、复溜、太冲、太溪、大都、内庭、丘墟、三阴交、足三里等穴位。

第五篇

增强免疫
的健身方

正气存内，邪不可干

张从正，字子和（公元1156—1228），金元四大家之一，"攻邪派"代表性医家，学术上主张利用汗、吐、下三法治疗临床诸疾，强调"正气存内，邪不可干"为前提下的辨证论治，学术心得与临床实践整理在《儒门事亲》一书，有说、辨、记、解、论、疏、断等多种体裁；应用汗、吐、下三法时，主张体内病邪祛除以后再谈补益，并以五谷、五果、五畜、五菜的摄入作为补充身体营养的主要方面。他的汗、吐、下三个主要治疗方法，其实也是包含众多治疗手段的方法，这些方法对治疗多种疾病都是有效的，但是临床上也不能拘泥于这三种方法，应根据病情选择更适宜的治疗方案。

启示：人体与外界接触就会产生废物乃至毒素，如果不及时排出就会生病，张从正的汗、吐、下三法，就是排浊的一种。

张从正

第十二章　脏腑（穴位）排浊

随着社会的进步，人们对健康的要求日益提高，排浊养生已成为百姓关注的大事。《黄帝内经》中对"一切疾病皆因毒而生""大风苛毒"等毒素的危害均有

扫一扫

论述，中医也有"邪盛谓之毒"之说。一方面，人体接触外界自然会产生有害产物；另一方面，人体自身的代谢也会产生瘀浊，这些人体中的瘀浊如果不能及时排出体外，对身体和精神都会产生不良影响，进而会出现瘀血、痰湿、寒气、气郁、上火等症状，日积月累，人们就会因此而生病。如果瘀浊长期堆积在脏腑之内，自然也会加速脏腑的衰老，然后由脏腑供养的皮肤、筋骨、肌肉、神经也会跟着一起衰老、生病。为此，简便有效的脏腑排浊方法，对每一个人的健康尤为重要，也是"治未病"的一个重要方面。

一、肝脏（胆）排浊

肝脏有毒素的表现症状：体质容易过敏、抑郁、偏头痛、乳腺增生、脸长痘等。

排浊方法：一是用青色食物排浊。按中医五行理论，青色的食物可以通达肝气，具有疏肝、解郁、缓解情绪的作用，属于帮助肝脏排浊的食物。专家推荐青色的橘子或柠檬，连皮做成青橘果

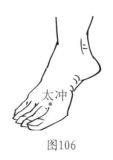

图106

汁或是青柠檬水，直接饮用即可。二是按压要穴排浊，即按压太冲穴，位置在足背第一、二跖骨结合部之前的凹陷中。用拇指按揉3~5分钟，感觉轻微酸胀即可，不要用太大的力气，两只脚交替按压（见图106）。三是用蒲公英玫瑰茶排浊。蒲公英药食兼用，清热解毒，除湿利尿，有助于肝脏排浊，提高肝细胞活力，减轻肝脏负担，预防肝损伤。

二、心脏（小肠）排浊

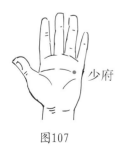

图107

心脏有毒素的表现症状：失眠、心悸、胸闷或刺痛。

排浊方法：一是按压要穴排浊，即按压少府穴，位置在手掌心，第4、5指指端之间。按压这个穴位不妨用些力，左右手交替（见图107）。二是吃苦（味）排浊，比如莲

子心，味苦，可以发散心火，虽有寒性，但不会损伤人体的阳气，被认为是最好的化解心脏热浊的食物。可以用莲子芯泡茶，加些竹叶或生甘草，增强莲子心的排浊作用。三是绿豆利尿排浊，通过利尿、清热的办法，来化解并排出心脏的瘀浊，吃绿豆时以汤饮形式为好，比如绿豆浆或绿豆汤。也可以在心脏最佳排浊时间（11~13点）吃些保心、助排浊的食物，比如茯苓、坚果、黄豆、黑芝麻、小枣等。

三、脾脏（胃）排浊

脾脏有毒素的表现症状：面部长色斑、白带过多、脂肪堆积（痰湿）。

排浊方法：一是按压要穴排浊，即按压商丘穴，位置在内踝前下方的凹陷中，用手指按揉该穴位，保持酸涨胀即可，每次3分钟左右，两脚交

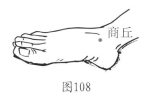

图108

替做（见图108）。二是吃酸帮助脾脏排浊，如乌梅、香醋等，这是用来化解食物瘀浊的最佳食品，可以增强肠胃的消化功能，使食物中的瘀浊在最短的时间内排出体外，以很好地起到清除瘀浊的功效。三是饭后走一走。运动可

以帮助脾胃消化，加快瘀浊排出的速度，不过需要长期坚持，效果才会好。

四、肺脏（大肠）排浊

肺脏有毒素的表现症状：皮肤呈锈色、晦暗，便秘，多愁善感，容易抑郁。

排浊办法：一是按压要穴排浊，即按揉合谷（虎口）穴，位置在手背上，拇指和食指交叉的中点处，可以用拇指和食指捏住这个部位，用力按揉（见图109）。二是多吃萝卜。萝卜是肺脏的排浊食品，肺与大肠相表里，关系密切，肺排出瘀浊程度取决于大肠是否通畅，萝卜能帮助大肠排泄宿便，生吃或拌成凉菜均可。三是蘑菇、百合。蘑菇、百合有很好的养肺滋阴功效，可以清理肺脏瘀浊，食用加工时间不要过长，否则百合中的汁液会减少，排浊效果会大打折扣。四是排汗排浊，可通过

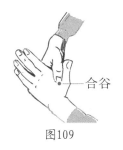

合谷

图109

多种方法排汗排浊；五是腹式呼吸，即通过腹式呼吸，减少体内废气和瘀浊的残留。

五、肾脏（膀胱）排浊

肾脏有毒素的表现症状：月经量少，或经期短，皮肤水肿，容易疲倦。

排浊方法：一是按揉要穴排浊，即按揉涌泉穴，经常按揉涌泉穴，排毒效果明显。以边按边揉为佳，持续3~5分钟即可（见图110）。二是食

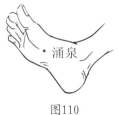

图110

用冬瓜，冬瓜富含汁液，进入人体后，会刺激肾脏增加尿液，快速排出体内的瘀浊。食用时可用冬瓜煲汤或清炒，味道要淡。三是食用山药，经常吃山药可以增强肾脏清理瘀浊的功能。

第十二章 五行（穴位）补气

扫一扫

中医界有一种普遍的说法："穴位就是药物，经络就是药库。"可见经穴的重要性。为发挥利用经络和穴位的作用，调理亚健康，治理初期病症，特汇集、整理出了"治未病"的五大补气穴位。

【脾俞】（土）

归经：足太阳膀胱经。

位置：人体的背部，第11胸椎棘突下，左右旁开两指宽处（图111）。

手法：双手搓热捂住脾腧穴1~3分钟，之后，顺、逆时针各按摩36圈。

作用：外散脾脏湿热之气。

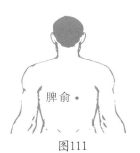

图111

【足三里】（木）

归经：足阳明胃经。

位置：在小腿外侧，当犊鼻下3寸，距胫骨前缘外开一横指(中指)（图112）。

手法：左右拇指分别弹拨左右足三里各

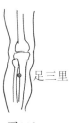

图112

3~5分钟。

作用：补中益气、通经活络、疏风化湿、扶正祛邪、健脾和胃、祛病延年。

【膻中】（火）

归经：任脉。

位置：位于胸部，当前正中线上，平第4肋间，两乳头连线的中点（图113）。

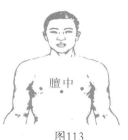

图113

手法：右手在内，中指为主三指并拢顺时针轻轻按揉膻中穴3~5分钟。

作用：集心包经气血，可以缓解气滞、气逆之心肺胃病、乳病。

【关元】（水）

归经：任脉。

位置：在下腹部，肚脐直下3寸（图114）。

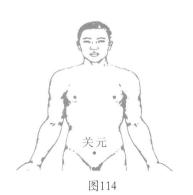

图114

手法：双手搓热，右手在内，按揉关元穴3~5分钟。

作用：补摄下焦元气，扶助机体元阴元阳。

【气海】（金）

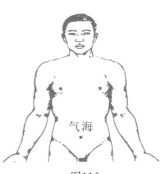

图115

归经：任脉。

位置：前正中线上，脐下1.5寸（图115）。

手法：中指为主，三指并拢点压气海穴3~5分钟。

作用：温阳益气，化湿气，扶正固本，培元补虚。

第十四章　经络（穴位）疏堵（瘀）

"堵"是很多疾病的根源，不管是中医论的气滞血瘀，还是西医学的脑梗、心梗、动脉硬化，它们的根本原因都是一个"堵"字。为此，解决"堵"成为人们未病先防的一个重要措施。

扫一扫

热堵——（热毒）

主要症状：浑身发热、皮肤出现红肿，全身肌肉、关节酸痛。

穴位：曲池。

手法：按揉曲池，起到凉血作用；辅助叩击膻中，按摩膻中顺逆时针各36次。

食物：莲藕、竹笋、冬瓜、丝瓜、苦瓜、菠菜等。

作用：清热解毒，散热泻火。

寒堵——（凉毒）

主要症状：四肢发凉、血流缓慢、疼痛难忍。

穴位：关元。

手法：按揉关元，起到补气作用；辅助踮脚尖，提肛收腹，按摩脏腑顺逆时针各36次。

食物：醋泡姜片、红糖姜水、桂皮羊汤、杧果、荔枝等。

作用：温阳通络，祛寒伏阳。

湿堵——（温邪）

主要症状：四肢倦怠无力、寒气过重、少气懒言、湿疹、风疹、精神萎靡。

穴位：足三里。

手法：按揉足三里，起到补阳滋阴作用；辅助弹拨点压地机，按揉三阴交。

食物：山药、白扁豆、红豆、薏米、陈皮、茯苓等。

作用：补气健脾，行气利湿。

血堵——（血瘀）

主要症状：皮肤发青、脸上生斑、舌头紫暗、皮肤干燥。

穴位：膈俞。

手法：按揉膈俞，起到疏通督脉作用；辅助按揉血海、太冲、内庭、后溪。

食物：三七、丹参、银耳、木耳、黑豆、山楂、绿茶等。

作用：活血化瘀，增强免疫。

气堵——（气郁）

主要症状：叹气、胸闷、烦躁、郁闷、咽部有异物。

穴位：太冲。

手法：按揉太冲，起到疏通肝经作用；辅助拍打膻中，按揉天枢、气海、涌泉。

食物：萝卜、芹菜、香菜、山楂、豌豆等。

作用：行气活血，舒筋活络。

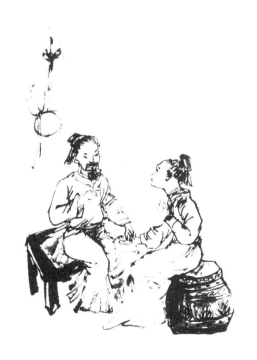

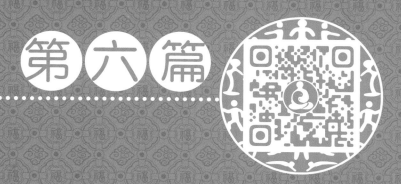

第六篇

未病先防的健身穴

俞跗"摸脚"定天下

传说五千年前，中华大地最大的两个部落展开了一场争夺天下的大战，一个是以黄帝为统帅的黄帝部落，一个是以蚩尤为首领的蚩尤部落。两大部落兵马相当，势均力衡，这场上古时期最惨烈的战争，足足持续了十个春秋，每个阵营都是伤兵满营，但仍然是不分胜负。黄帝让首席太医岐伯赶快想出一个快速医好伤兵、提高战斗力的好方法，岐伯推荐了俞跗。俞跗不用针，不用灸，不用药，不用酒，只在伤员身上找到一些要穴，点拨之间就治好了伤病。先治好了先锋大将军风后的腰伤，紧接着又医好了一批又一批伤兵，及时地补充了兵源。风后很快领兵冲垮了蚩尤阵营的防线，黄帝部落一举歼灭了蚩尤的部落，平定了天下，成为中华历史上第一位统一天下的帝王。

启示：五千年前，太医俞跗利用人体要穴为官兵治病的例子，充分说明了穴位治病和保健的重要性，值得借鉴学习和研究。

俞跗

未病先防的健身穴

第十五章　简便实用的穴位保健（叁）

　　经络腧穴作为中医的重要组成部分，不仅在疾病治疗方面作用显著，在养生保健方面也有重要作用。为此，我们可以通过推拿、按摩、点揉等方法刺激体表特定的穴位，激发经络之气，起到通过活络调节人体脏腑气血功能的作用，达到预防保健、强身健体的目的。

1.百会穴

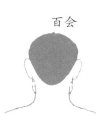

百会

百会穴，属于督脉。

手法： 食指压住中指，用中指指腹顺时针或逆时针按揉百会36圈，三指并拢叩击百会36次。

功效： 醒脑提神，通经供氧。

2.大椎穴

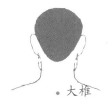

大椎

大椎穴，属督脉络经上的重要穴位之一，联属所有阳经。按揉大椎穴可以缓解头颈部疼痛，预防富贵包。

手法：拇指指腹顺时针或逆时针按揉大椎穴3~5分钟，也可以双手交替搓揉，亦可拍打刺激大椎穴。

功效：对治疗中风、眩晕、头疼、耳鸣、失眠、颈肩部不适有明显作用。

3. 迎香穴

迎香穴，属阳明大肠经。

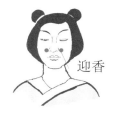

手法：左鼻孔出血，左手食指按左迎香；右鼻孔出血，右手食指按右迎香。

功效：治鼻炎、鼻窦炎、鼻出血、牙痛等。

4. 人中穴

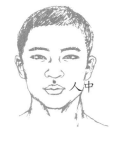

人中穴，属于督脉穴，是最常用的急救穴，也是治疗中枢神经系统疾病的重要穴位。

手法：拇指掐按人中（由轻到重），急救时加重。

功效：调气血，提精、气、神，治疗昏迷、晕厥，醒脑开窍。

5. 三间穴

三间穴，属于阳明大肠经。如果与少商穴同时按揉效果更好。

手法： 拇指掐揉三间，指尖掐

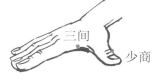

揉少商各3~5分钟。

功效： 治咽喉发炎、喉咙肿

痛、目痛、牙痛。

6. 合谷穴

合谷穴，属于手阳明大肠经，如果

与伏兔穴同时按揉效果更好。

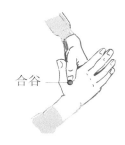

手法： 掐揉合谷3~5分钟，拍打伏兔

穴各3~5分钟。

功效： 缓解病痛，促进新陈代谢，醒脑明目。拍打

伏兔改善腰痛。

7. 列缺穴

列缺穴，属于手太阴肺经的络

穴，八脉交会穴之一，通任脉，有宣

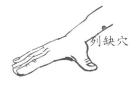

肺散邪、通调经脉之功。

手法： 拇指指尖点按列缺穴3~5分钟。

功效： 缓解感冒、哮喘、咳嗽、牙痛，对颈椎突发

性疼痛、落枕、偏头痛、口歪眼斜等有辅助疗效。

8. 后溪穴

后溪穴，为手太阳小肠经的腧穴，又为八脉交会穴之一，通于督脉小肠经，有舒经利窍、宁神之功。

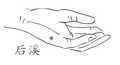
后溪

手法： 拇指指尖点按后溪穴3~5分钟。

功效： 可预防驼背、颈椎，也有保护视力、缓解疲劳、补精益气的功效。

9. 内关穴

内关穴，为手厥阴心包经之络穴。

手法： 拇指指尖点、按，指腹揉内关穴3~5分钟。

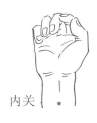
内关

功效： 有益心安神、和胃降逆、宽胸理气、镇定止痛之功，对消除疲劳、晕车、腹泻等有明显作用。

10. 外关穴

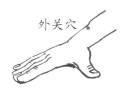
外关穴

外关穴，为手少阳之络，八脉交会穴之一，有清热解毒、解痉止痛、通经活络之功。

手法： 拇指按揉外关穴3~5分钟。

功效： 可预防老年人听力下降、耳鸣、耳聋、腰背酸痛等症状。

11. 神门穴

神门穴，属手少阴心经，可帮助睡眠，缓解心烦。

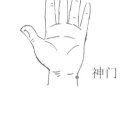

手法：按揉点压3~5分钟，与安眠穴配合效果更好。

功效：改善心悸、心绞痛、神经衰弱、抑郁。

12. 少府穴

少府穴，属于手少阴心经。

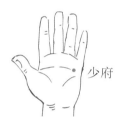

手法：拇指按住少府穴，食指按住中渚穴，透按3~5分钟。

功效：治疗心脏疾病，缓解心律不齐，发散心火，清心泄热。

13. 太渊穴

太渊穴，属于手太阴肺经，有健脾止泻的作用。如果与商丘穴并用，补肺健脾，功效更好。

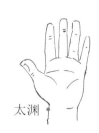

手法：拇指按住太渊穴，点揉3~5分钟。

功效：主治咳嗽、气喘、支气管炎、胸闷、背痛。

14. 曲池穴

曲池穴，属于手阳明大肠经，肺与大肠相表里。

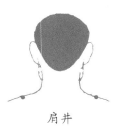

手法： 小鱼际滚压曲池穴3~5分钟。

功效： 缓解肩周疼痛,调节大肠功能,治疗急性胃肠炎。

15. 肩井穴

肩井穴，属于足少阳胆经，为治疗颈肩腰痛特效穴。

手法： 拇指和四指相对，放在肩正中，一边捏一边往上提，一收一放，一紧一松，持续提捏5~6分钟。

功效： 缓解肩背痛，预防肩颈疾病，治疗头酸痛，眼睛疲劳、耳鸣、落枕。

16. 气海穴

气海穴,属任脉,补中,益气,生津。

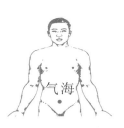

手法： 按揉气海穴（顺时针）49圈。

功效： 治气血两亏，体倦无力，久泻，脱肛。

17. 大陵穴

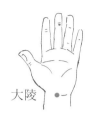

大陵穴，手厥阴心包经的腧穴。本穴具有镇静安神、调和胃气的作用，是治疗心脏病、失眠之常用穴。

手法： 点刺、按揉穴位3~5分钟。

功效： 缓解手腕关节痛，缓解口臭、心痛、胃痛。

18. 极泉穴

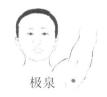

极泉穴，属于手少阴心经的穴位。

手法： 弹拨腋窝极泉处的肌腱。

功效： 治疗心痛、心悸、肩臂疼痛、胁肋疼痛，缓解中暑、休克、心动过缓等。

19. 会阴穴

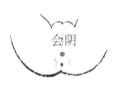

会阴穴，属于任脉之上特效穴，经常按此穴则肾精充实、耳清目明、增补肾阳。

手法： 以中指摁入会阴穴，按揉3~5分钟。

功效： 调通冲任，填精益髓，壮阳补肾。

20. 足三里穴

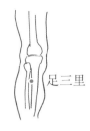

足三里穴，属足阳明胃经，健脾益气，燥湿利水，止汗。

手法： 弹拨、点压足三里3~5分钟。

功效： 健脾养胃，治疗脾虚湿盛。

21. 三阴交穴

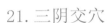

三阴交，是足太阴脾、足少阴肾、足厥阴肝三条经络经过的穴位，即足三阴经的交会穴。

手法： 拇指指腹按揉三阴交3~5分钟。

功效： 健脾、祛湿、安神、调经、滋阴、利尿、排毒，对肝、脾、肾三经都有调理作用。

22. 太冲穴

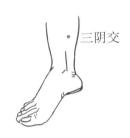

太冲穴，属足厥阴肝经，为降压穴，如果与太溪穴同时按效果更好。

手法： 两手拇指分别按住太冲、太溪穴，各按揉3~5分钟。

功效： 平肝息风，清热利湿，通络止痛，稳定和降低血压。

23. 照海穴

照海穴，为八脉交会穴，足少阴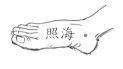
肾经。

手法： 拇指按揉照海穴3~5分钟。

功效： 滋补肾阳，可缓解胸闷、嗓子干痛、声音嘶哑、慢性咽炎等症状，对失眠有辅助作用。

24. 公孙穴

公孙穴，为足太阴脾经的络穴，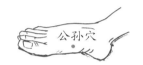
八脉交会穴之一，通于冲脉。

手法： 拇指按揉公孙穴3~5分钟。

功效： 缓解痛经症状，有健脾益胃，通调冲脉，消除痞疾之功，对胃痛、腹痛、腹泻、痢疾等有辅助功效。

25. 大都穴

大都穴：属于足太阴脾经，为补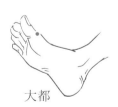
钙穴。

手法： 拇指按揉大都穴3~5分钟。

功效： 治疗腹胀、呕吐、胃痛、便秘，散发脾热；也可起到补钙的作用。

26. 申脉穴

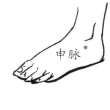

申脉穴，属足太阳膀胱经，八脉交会穴之一，通阳跷脉。该穴位于外踝直下方凹陷中。

手法： 食指指腹按揉申脉穴3~5分钟。

功效： 可缓解眩晕、双眼发红肿痛、腰酸背痛、足踝关节痛等症状，对治疗腹泻、消化不良有辅助作用。

27. 足临泣穴

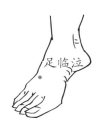

足临泣穴位于八个经脉相交会处，为足少阳胆经的主要穴道之一。该穴位于足背外侧，第四趾、小趾跖骨夹缝中。

手法： 拇指点揉足临泣穴3~5分钟。

功效： 对腹胀、肠结石、脚部和腰部疼痛，以及脑中风、胆囊炎等有治疗和辅助治疗作用。

28. 内庭穴

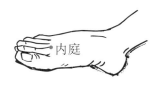

内庭穴，属足阳明胃经。该穴位于足的次趾与中趾之间，脚趾缝尽处的陷凹中。

手法： 中指扣住内庭穴按揉3~5分钟。

功效：治疗胃痛腹胀、咽喉肿痛、腹泻、痢疾、便秘。

29. 商丘穴

商丘穴，属于足太阴脾经，是人体自有的消炎药。该穴在足内踝前下方凹陷中，当舟骨结节与内踝尖连线的中点处。

手法：点、按、揉穴位3~5分钟。

功效：减缓足踝痛，补脾益气，养肝益肾，治疗腹胀腹泻。

30. 涌泉穴

涌泉穴，属于足少阴肾经。该穴位于足底前部凹陷处第2、3趾趾缝纹头端与足跟连线的前三分之一处，是人体长寿要穴。

手法：大拇指搓揉涌泉穴，或者双手搓热，交替搓揉涌泉3~5分钟

功效：治疗昏厥、头痛、失眠、咽喉肿痛，提高性功能，使肾精充足，耳聪目明，精力充沛。

第十六章 通俗有效的阴阳平衡（陆）

排浊、解锁、补气是中医养生的重要组成部分，很多疾病的源头就是"堵、瘀、浊"所致，解决"堵、瘀、浊"问题，成为养生保健的重要基础。

扫一扫

排——排浊

主要症状： 肠道毒素、气郁上火、血瘀等。

手法：拍大椎、膻中，揉天突、极泉，按压太冲（肝脏）、少府（心脏）、商丘（脾脏）、合谷（肺脏）、涌泉（肾脏）各3~5分钟。

作用：化痰降浊，疏肝解郁。

解——解锁

主要症状： 颈椎疼痛，头颈部活动受限、局部麻木。

手法：提拉肩井，点揉阴陵泉，捏冈上肌，沿食指与中指中间向上推。

作用：舒筋通络，解痉止痛。

补——补气

主要症状： 胸闷气短，少气懒言，倦怠无力。

手法：揉腹中，顺逆各6圈；双手搓热捂神阙穴3~5分钟。

作用：益气温中，健脾调气。

疏——疏堵

主要症状：四肢逆冷，关节疼痛。

手法：按揉肾俞、腰大肌、臀中肌、环跳，推腹股沟。

作用：强腰健肾，补肾壮阳。

养——养心

主要症状：心烦意躁，心神不宁，失眠，心律失常，焦虑抑郁。

手法：按揉、拍打心包、膻中，捏揉合谷、少府、后溪。

作用：宁心安神，清心去烦，安神补心。

提——提升

主要症状：精神不振，全身倦怠、乏力，易过敏。

手法：提肛收腹，弹拨丰隆、足三里、公孙，点压太冲、内庭。

作用：行气活血，增补正气，提升免疫力。

第十七章 常见病症的简易疗法（玖）

（九十六种证候）

• 感冒 •

外感风寒、外感风热、气虚外感、暑湿外感
共四种类型

（一）外感风寒：恶寒重、发热轻、无汗、头痛、肢节疼痛、鼻塞声重、时流清涕、咽痒、喷嚏、痰清稀色白。

◇归经：肺经、胃经

◇取穴：大椎、风池、尺泽、中府、内关、太阳

◇功效：辛温解表、宣肺散寒

◆推荐中成药A：感冒软胶囊（每次2~4粒，日服2次）

◆推荐中成药B：感冒清热颗粒（每次1袋，日服2次）

（二）外感风热：发热、汗出不畅、头痛、口干而渴、鼻塞涕浊、咽喉肿痛、咳嗽、痰黄黏稠、舌苔黄。

◇归经：肺经、膀胱经

◇取穴：大椎、尺泽、风池、孔最

◇功效：辛凉解表、清肺透邪

◆推荐中成药A：银翘解毒丸（每次1丸，日服2次）

推荐中成药B：桑菊感冒片（每次4片，日服2次）

（三）气虚外感：头疼鼻塞、恶寒发热、咳嗽痰白、倦怠乏力、懒言气短、面色不华、舌苔薄白。

◇归经：肺经、胃经、任脉、督脉

◇取穴：神阙、命门、天枢、气海

◇功效：益气解表

◆推荐中成药A：参苏理肺丸（每次6g，日服2次）

◆推荐中成药B：玉屏风颗粒（每次1袋，日服2次）

（四）暑湿外感：头胀头痛、恶寒发热、心腹疼痛、胸膈满闷、恶心呕吐、肠鸣泄泻、舌苔白腻、脉濡缓。

◇归经：胃经、肺经、大肠经

◇取穴：大椎、尺泽、太阳、三阴交

◇功效：解表化湿、理气和中

◆推荐中成药A：藿香正气胶囊（每次4粒，日服2次）

◆推荐中成药B：六合定中丸（每次1~2丸，日服2次）

·　心悸　·

心血不足、阴虚火旺共两种类型

（一）心血不足：头晕乏力、心悸、倦怠神疲、面色无华、舌质淡、脉细弱。

◇归经：肺经、心经、心包经、任脉

◇取穴：膻中、内关、劳宫、血海、中冲、通里

◇功效：补血养心、益气安神

◆推荐中成药A：柏子养心丸（每次1丸，日服2次）

◆推荐中成药B：人参归脾丸（每次1丸，日服2次）

（二）阴虚火旺：心烦眠少、心悸不宁、腰膝酸软、手足心热、头晕目眩、耳鸣、舌少苔、脉细数。

◇归经：肺经、肝经、肾经

◇取穴：照海、列缺、太冲、太溪、天突

◇功效：滋阴降火、养心安神

◆推荐中成药A：天王补心丸（每次1丸，日服2次）

◆推荐中成药B：枕中丹（每次1丸，日服2次）

● **失眠** ●

肝郁化火、心脾两虚、阴虚火旺、心胆气虚
共四种类型

（一）肝郁化火：性情急躁、易怒、口苦目赤、入睡困难、多梦、口渴喜饮、小便赤黄、不思饮食、舌质红、苔黄。

◇归经：肝经、心经

◇取穴：太冲、内关、阴包、风市

◇功效：疏肝泄热、佐以安神

◆推荐中成药A：泻肝安神丸（每次6g，日服2次）

◆推荐中成药B：解郁安神颗粒（每次1袋，日服2次）

（二）心脾两虚：眠后易醒、神疲乏力、饮食无味、健忘心悸、面色萎黄、舌苔薄白、脉细弱。

◇归经：心经、脾经

◇取穴：内关、建里、石门、阑门、太白、大都、大陵

◇功效：养心安神、益气健脾

◆推荐中成药A：人参归脾丸（每次1丸，日服2次）

◆推荐中成药B：柏子养心丸（每次1丸，日服2次）

（三）阴虚火旺：头晕耳鸣、五心烦热、心烦健忘、难以入睡、腰酸膝软、口干舌燥、舌质红、脉细数。

◇归经：肾经、肝经、心经

◇取穴：内关、神门、太溪、太冲

◇功效：养心安神、滋阴降火

◆推荐中成药A：天王补心丸（每次1丸，日服2次）

◆推荐中成药B：安神补心胶囊（每次4粒，日服2次）

（四）心胆气虚：神疲体倦、少气懒言、自汗、眠后易警醒，且多梦、舌质淡、脉弦细。

◇归经：心经、胆经

◇取穴：大陵、内关、劳宫、足临泣、阳陵泉

◇功效：定志安神、益气镇惊

◆推荐中成药A：安神定志丸（每次6g，日服2次）

◆推荐中成药B：人参琥珀丸（每次1丸，日服2次）

● 便秘 ●

肠胃积热、脾肺气虚、气机郁滞、阴寒凝滞、阴血亏虚
五种类型

（一）**肠胃积热**：口臭口苦、腹胀纳呆、小便短赤、排便困难、大便干结、舌苔黄、脉滑数。

◇归经：胃经、脾经

◇取穴：中脘、天枢、足三里、太白、太冲、地机

◇功效：通腑泄热、清热解毒

◆推荐中成药A：清宁丸（每次1丸，日服2次）

◆推荐中成药B：牛黄解毒丸（每次1丸，日服2次）

（二）**脾肺气虚**：排便艰涩、神疲乏力、舌质淡、苔薄白、脉细弱。

◇归经：脾经、肺经

◇取穴：阴陵泉、中府、天枢、太白、中脘、气海

◇功效：益气健脾

◆推荐中成药A：补中益气丸（每次1丸，日服2次）

◆推荐中成药B：便秘通（每次20mL，早晚各1次）

（三）气机郁滞：欲便却排出不畅、情绪不好时便秘加重、喜叹息、大便干结、舌苔白腻脉弦。

◇归经：大肠经、胃经

◇取穴：极泉、章门、悬钟、合谷、足三里、梁丘

◇功效：顺气化滞

◆推荐中成药A：沉香化滞丸（每次6g，日服2次）

◆推荐中成药B：木香槟榔丸（每次6g，日服2次）

（四）阴寒凝滞：大便难以排出，艰涩、畏寒、肢冷、肠鸣、腹部冷痛、腰部冷痛、小便清长、舌质淡胖、舌苔白润、脉沉迟。

◇归经：任脉、督脉、胃经

◇取穴：足三里、天枢、命门、中脘、梁丘

◇功效：温通开秘

◆推荐中成药A：苁蓉通便口服液（每次10mL，睡前服用）

◆推荐中成药B：通便灵胶囊（一次5粒，一日1次）

（五）阴血亏虚：大便燥结如球、排便不畅、心悸、目眩头晕、唇甲无华、舌苔薄白、脉细。

◇归经：胃经、心经、脾经

◇取穴：血海、阳陵泉、内关、足三里、天枢

◇功效：行气通便、养血润燥

◆推荐中成药A：麻仁滋脾丸（每次1~2丸，日服2次）

◆推荐中成药B：润肠丸（每次1丸，日服2次）

● 健忘 ●

心肾不交、心脾两虚、痰湿上蒙共三种类型

（一）**心肾不交**：遇事善忘、腰腿酸软、耳鸣头晕、手足心热、舌苔薄白、脉细数。

◇归经：心经、肾经、心包经

◇取穴：水泉、间使、内关、太溪、照海

◇功效：交通心肾

◆推荐中成药A：健脑胶囊（每次2粒，日服3次）

◆推荐中成药B：天王补心丸（每次1丸，日服2次）

（二）**心脾两虚**：健忘不寐、气短乏力、头晕、心悸、神疲、舌质淡、有齿痕、苔薄白、脉细弱。

◇归经：心经、脾经

◇取穴：天泉、内关、太白、大都

◇功效：补气养血、健脾养心

◆推荐中成药A：抗脑衰胶囊（每次5粒，日服3次）

◆推荐中成药B：人参养荣丸（每次1丸，日服2次）

（三）痰湿上蒙：头部昏蒙、遇事善忘、胸闷、恶心、肢体沉重、舌苔白腻、脉濡滑。

◇归经：脾经、胃经

◇取穴：膻中、足三里、丰隆、太白、公孙

◇功效：化痰祛湿

◆推荐中成药A：眩晕宁颗粒（每次1袋，日服2次）

◆推荐中成药B：心脑健片（每次2片，日服3次）

· 中风 ·

阴虚阳亢、气虚血瘀两种类型

（一）阴虚阳亢：脉络瘀阻、肝肾阴虚、风阳上扰、头痛耳鸣、少眠多梦、头晕目眩、腰酸腿软、突然手足麻木、口舌斜、舌强不语、便秘尿赤、舌质红、舌苔黄、脉弦数。

◇归经：肝经、肾经

◇取穴：风府、翳风、大钟、太冲、太溪、三阴交

◇功效：镇肝息风、育阴潜阳

◆推荐中成药A：镇肝息风胶囊（每次4粒，日服3次）

◆推荐中成药B：牛黄清心丸（每次1丸，日服2次）

（二）气虚血瘀：经脉阻滞、口眼斜、语言謇涩、口角流涎、下肢不利、舌苔白、脉缓。

◇归经：任脉、肾经

◇取穴：印堂、合谷、气海、关元、神阙、膈俞、三阴交

◇功效：活血通络、兼补气虚

◆推荐中成药A：补阳还五颗粒（每次1袋，日服3次）

◆推荐中成药B：偏瘫复原丸（每次1丸，日服2次）

· 咳嗽 ·

风寒咳嗽、风热咳嗽、肺火咳嗽、燥热咳嗽、肺虚咳嗽
共五种类型

（一）风寒咳嗽：咳声重浊、痰稀色白、流清涕、头痛鼻塞、恶寒发热、骨节酸痛、舌苔薄白、脉浮。

◇归经：肺经

◇取穴：列缺、三间、中府、尺泽、合谷、大鱼际

◇功效：疏风散寒、宣通肺气

◆推荐中成药A：通宣理肺丸（每次1~2丸，日服2次）

◆推荐中成药B：桂龙咳喘宁胶囊（每次5粒，日服3次）

（二）风热咳嗽：咳声粗促、痰稠色黄、发热、头痛、汗出、咽痛、口渴、舌苔薄黄、脉浮数。

◇归经：肺经

◇取穴：三间、列缺、尺泽、孔最、少商、大鱼际

◇功效：宣肺化痰、疏风清热

◆推荐中成药A：桑菊感冒颗粒（每次1袋，每日3次）

◆推荐中成药B：感冒止咳颗粒（每次1袋，每日3次）

（三）**肺火咳嗽**：痰多黏稠，咳嗽时痰不易咯出，咯出有块、偶尔作喘，小便黄赤、舌质红、舌苔黄、脉滑数。

◇归经：肺经

◇取穴：列缺、曲池、孔最、合谷、大鱼际

◇功效：止咳化痰、清泻肺火

◆推荐中成药A：二母宁嗽丸（每次1丸，日服2次）

◆推荐中成药B：清肺抑火丸（每次1丸，日服2次）

（四）**燥热咳嗽**：干咳少痰、黏稠难出、咽干、恶心发热、鼻燥、偶有痰带血丝、舌尖红、舌苔薄黄、脉细数。

◇归经：肺经

◇取穴：列缺、三间、尺泽、太渊、鱼际、少商

◇功效：清热止咳、养阴润肺

◆推荐中成药A：秋梨膏（每次20mL，每日3次）

◆推荐中成药B：川贝枇杷膏（每次20mL，每日3次）

（五）**肺虚咳嗽**：干咳少痰、久咳或痰中带血、午后潮热、失眠、心烦、舌质红少苔。

◇归经：肺经

◇取穴：中府、内关、丰隆、太溪、三阴交、列缺

◇功效：养阴清肺、化痰止咳

◆推荐中成药A：麦味地黄丸（每次6g，日服2次）

◆推荐中成药B：百令胶囊（每次4粒，日服3次）

● 胸痹 ●

阳气虚衰、心血瘀阻、气虚血瘀、气阴两虚共四种类型

（一）**阳气虚衰**：胸闷，甚则胸痛彻背、遇冷加剧、畏寒肢冷、心悸气短、腰膝冷痛、乏力汗出、唇甲淡白、舌质淡白，或紫黯、脉沉细。

◇归经：心经、心包经

◇取穴：内关、大陵、通里、膻中、合谷

◇功效：温阳益气、活血通络

◆推荐中成药A：苏合香丸（每次1丸，日服2次）

◆推荐中成药B：冠心苏合胶囊（每次2粒，日服3次）

（二）**心血瘀阻**：胸部刺痛、患处不移、心悸不宁、胸部憋闷、舌质紫黯、伴有瘀点、舌下筋脉青紫。

◇归经：心经、心包经、任脉

◇取穴：膻中、内关、通里、合谷、太冲、极泉

◇功效：通络止痛、活血化瘀

◆推荐中成药A：血府逐瘀口服液（每次1支，日服2次）

◆推荐中成药B：乐脉颗粒（每次2包，日服3次）

（三）气虚血瘀：胸部刺痛、气短心悸、神疲乏力、动则益甚、面色晦黯、声低微息、舌质淡黯、苔薄白、脉沉细。

◇归经：心经、心包经、任脉

◇取穴：膻中、内关、大陵、劳宫、中冲、小海

◇功效：益气活血、通络开闭

◆推荐中成药A：通心络胶囊（每次3粒，日服3次）

◆推荐中成药B：诺迪康胶囊（每次2粒，日服3次）

（四）气阴两虚：心胸隐痛、心悸气短、乏力、易汗出、面色㿠白、舌质淡红、边有齿痕、苔薄白、脉细缓。

◇归经：心经、心包经、任脉

◇取穴：膻中、内关、气海、关元、通里

◇功效：活血通脉、养阴益气

◆推荐中成药A：心通口服液（每次2支，日服2次）

◆推荐中成药B：益气复脉口服液（每次20mL，日服2次）

· 胃脘痛 ·

饮食停滞、肝胃气滞、肝胃郁热、脾胃虚寒四种类型

（一）饮食停滞：胃脘闷痛、饥食稍缓、进食加重，甚则呕吐不化食物、舌苔白厚、脉滑。

◇归经：胃经、任脉

◇取穴：足三里、中脘、丰隆、建里、梁丘

◇功效：消食导滞、和中止痛

◆推荐中成药A：保和丸（每次1袋，日服2次）

◆推荐中成药B：沉香化滞丸（每次6g，日服2次）

（二）肝胃气滞：胃脘胀痛连及两肋，每因情志不遂而加重，喜叹息、舌苔薄白、脉弦滑。

◇归经：胃经、肝经

◇取穴：足三里、梁丘、太冲、期门

◇功效：疏肝和胃、理气止痛

◆推荐中成药A：舒肝和胃丸（每次6g，日服2次）

◆推荐中成药B：越鞠保和丸（每次6g，日服2次）

（三）肝胃郁热：胃脘灼痛、口干口苦、嘈杂泛酸、渴喜冷饮、易怒烦躁、舌质红、苔黄、脉弦数。

◇归经：胃经、肝经

◇取穴：足三里、伏兔、丰隆、太冲

◇功效：清肝泻热、和胃止痛

◆推荐中成药A：左金丸（每次6g，日服2次）

◆推荐中成药B：加味逍遥丸（每次6g，日服2次）

（四）脾胃虚寒：胃脘隐痛、遇寒加剧、喜暖喜按、面色无华、神疲肢倦、食少便溏、舌淡而胖、苔白、脉沉细。

◇归经：胃经、任脉

◇取穴：中脘、气海、关元、足三里、命门、腰阳关

◇功效：温中健脾、补虚止痛

◆推荐中成药A：小建中合剂（每次20mL，日服2次）

◆推荐中成药B：温胃舒胶囊（每次3粒，日服2次）

腹痛

寒邪入腹、中虚脏寒、瘀血阻滞三种类型

（一）寒邪入腹：腹痛遇冷加剧，得温则减，喜热饮，多有受寒史，便溏溲清、舌苔薄白、脉沉弦。

◇归经：督脉、胃经

◇取穴：足三里、三阴交、内庭、梁丘、命门

◇功效：行气止痛、温中散寒

◆推荐中成药A：十香胃痛丸（每次6g，日服2次）

◆推荐中成药B：胃气止痛丸（每次1袋，日服2次）

（二）中虚脏寒：腹痛时作时止，喜热恶冷，痛时喜按，饥饿及劳累后尤甚，神疲气短、便溏、舌质淡、苔白、脉沉细。

◇归经：任脉、督脉

◇取穴：腰阳关、中脘、神阙、天枢、足三里

◇功效：散寒止痛、健脾益气

◆推荐中成药A：附子理中丸（每次1丸，日服2次）

◆推荐中成药B：平安丸（每次2丸，日服2次）

（三）瘀血阻滞：腹痛如针刺、疼处固定不移、拒按、面色青灰、唇黯、舌质青紫、脉弦。

◇归经：膀胱、肾经、脾经

◇取穴：合谷、膈俞、三阴交、地机、足三里

◇功效：活血化瘀、散寒止痛

◆推荐中成药A：少腹逐瘀丸（每次1丸，日服2次）

◆推荐中成药B：五灵止痛散（每次0.6g，痛时即服）

• 胁痛 •

肝气郁结、肝胆湿热、肝阴不足三种类型

（一）肝气郁结：胁部胀痛，走窜不定，烦怒时加剧，胸闷、胃脘胀满、舌苔薄白、脉弦。

◇归经：肝经、胃经

◇取穴：大陵、太冲、翳风、风市、合谷

◇功效：疏肝理气、解郁止痛

◆推荐中成药A：舒肝丸（每次1丸，日服2次）

◆推荐中成药B：舒肝止痛丸（每次1袋，日服2次）

（二）肝胆湿热：胁痛、胸闷、口苦、纳呆、恶心，或见目黄、小便黄赤、舌苔黄腻、脉弦数。

◇归经：胆经、肝经

◇取穴：外丘、膝阳关、中封、太冲、风市、合谷

◇功效：清热利湿

◆推荐中成药A：龙胆泻肝丸（每次1丸，日服2次）

◆推荐中成药B：茵陈五苓丸（每次6g，日服2次）

（三）肝阳不足：胁间隐痛、咽燥口干、心中烦热、头晕目眩、乏力腰酸、舌质红、少苔、脉细弦。

◇归经：肝经、督脉

◇取穴：渊腋、天柱、丘墟、命门、太冲、合谷

◇功效：滋阴养肝、养阳生津

◆推荐中成药A：麦味地黄丸（每次1丸，日服2次）

◆推荐中成药B：养肝口服液（每次10mL，日服2次）

● 头痛 ●

风寒外袭、风热上扰、肝阳上亢、瘀血阻滞四种类型

（一）风寒外袭：头痛时连及项背，喜暖，遇风寒则加剧，身痛无汗、口不渴、舌苔薄白、脉浮紧。

◇归经：肝经、膀胱经、督脉

◇取穴：太冲、百会、合谷、风池、风门

◇功效：疏风散寒、祛风止痛

◆推荐中成药A：川芎茶调丸（每次6g，日服2次）

◆推荐中成药B：都梁丸（每次9g，日服2次）

（二）风热上扰：头痛如裂、痛而胀、发热恶风、口干面赤、咽喉肿痛、舌质红、舌苔黄、少津、脉浮数。

◇归经：肝经、膀胱经、督脉

◇取穴：尺泽、曲池、身柱、神阙、风池、风府

◇功效：疏散风热、清利头目

◆推荐中成药A：芎菊上清丸（每次6g，日服2次）

◆推荐中成药B：清眩丸（每次6g，日服2次）

（三）肝阳上亢：头痛且胀，遇烦怒后加重，面红耳赤、胁肋胀痛、心烦易怒、舌边尖红、舌苔薄黄、脉弦滑。

◇归经：肝经、胆经、督脉

◇取穴：风池、角孙、太冲、昆仑、合谷

◇功效：平肝潜阳、清热泻火

◆推荐中成药A：天麻钩藤颗粒（每次10g，日服2次）

◆推荐中成药B：镇脑宁胶囊（每次5粒，日服3次）

（四）瘀血阻滞：头痛日久、痛处固定、钝痛或针刺感、面黄晦暗无华、舌质紫黯，或有瘀点，脉细或涩。

◇归经：肝经、胆经、督脉

◇取穴：百会、神庭、通天、角孙、太冲、合谷

◇功效：活血化瘀、通络利窍

◆推荐中成药A：血府逐瘀口服液（每次10mL，日服2次）

◆推荐中成药B：正天丸（每次6g，日服2次）

• 消渴 •

胃热炽盛、肺热津伤、阴阳两虚、肾阴亏虚四种类型

（一）**胃热炽盛**：多食善饥、大便干燥、形体消瘦、舌苔黄燥、脉滑实。

◇归经：胃经、肾经

◇取穴：足三里、上巨虚、三阴交、水泉、大钟

◇功效：清胃泻火、益气生津

◆推荐中成药A：消渴平片（每次6片，日服3次）

◆推荐中成药B：消糖灵胶囊（每次3粒，日服2次）

（二）**肺热津伤**：口干舌燥、烦渴多饮、尿量频多、日渐消瘦、舌尖红、苔薄黄、脉洪数。

◇归经：肺经、肾经

◇取穴：中府、尺泽、太渊、三阴交、太溪

◇功效：生津止渴、清热润肺

◆推荐中成药A：玉泉丸（每次6g，日服3次）

◆推荐中成药B：消渴丸（每次2.5g，日服3次）

（三）**阴阳两虚**：小便频数、饮一溲一，畏冷形寒、小便浑浊、面色黧黑、耳轮焦干、腰膝酸软、舌质淡、苔白、脉沉细。

◇归经：肾经、督脉

◇取穴：太溪、三阴交、腰阳关、命门

◇功效：温补肾阳、滋肾固摄

◆推荐中成药A：金匮肾气丸（水丸）（每次6g，日服3次）

◆推荐中成药B：愈三消胶囊（每次8粒，日服3次）

（四）肾阳亏虚：手足心热、尿频量多、小便浑浊、口干舌燥，或五心烦热、舌质红、脉细数。

◇归经：肾经、肝经

◇取穴：太溪、三阴交、太冲、期门

◇功效：滋阳补肾、清泻肝火

◆推荐中成药A：六味地黄丸（每次6g，日服2次）

◆推荐中成药B：左归丸（每次1丸，日服2次）

· 淋证 ·

湿热下注、肾阳不足两种类型

（一）湿热下注：小便赤涩、热痛，甚至尿中带血，或癃闭不通、口干欲饮、舌质红、苔黄腻、脉滑数。

◇归经：肾经、胃经

◇取穴：委中、殷门、承扶、腰俞、太溪、三阴交

◇功效：利尿通淋、清热泻火

◆推荐中成药A：热淋清颗粒（每次1袋，日服2次）

◆推荐中成药B：复方金钱草颗粒（每次1袋，日服2次）

（二）肾阳不足（下焦虚寒）：小便频数，浑浊、时有疼痛、色如米泔，舌质淡、苔腻、脉沉。

◇归经：督脉、肾经

◇取穴：水泉、肾俞、解溪、命门、太溪、三阴交

◇功效：分清化浊、温肾利湿

◆推荐中成药A：萆薢分清丸（每次6g，日服2次）

◆推荐中成药B：男康片（每次5片，日服3次）

● 腰痛 ●

寒湿外侵、湿热阻滞、肾亏体虚三种类型

（一）寒湿外侵：腰部冷痛、转侧不利、阴天加剧、静卧后疼痛不减，舌苔白腻、脉沉迟。

◇归经：肾经、脾经

◇取穴：命门、地机、京门、太白、委中、腰阳关

◇功效：温经通络、散寒祛湿

◆推荐中成药A：独活寄生丸（每次1丸，日服2次）

◆推荐中成药B：天麻胶囊（每次6粒，日服2次）

（二）**湿热阻滞**：腰胀痛伴有热感，遇热天或阴天疼痛加重，活动后减轻，小便短赤、舌苔黄腻、脉濡。

◇归经：大肠经、胃经

◇取穴：曲池、涌泉、足三里、梁丘、委中、腰阳关

◇功效：清热利湿、舒筋活络

◆推荐中成药A：湿热痹颗粒（每次1袋，日服3次）

◆推荐中成药B：二妙丸（每次6g，日服2次）

（三）**肾亏体虚**：腰间酸痛，喜按喜揉，反复发作，缠绵难愈，面色潮红、五心烦热、咽干舌燥、潮热盗汗、舌质红、脉细数。

◇归经：肾经、督脉

◇取穴：命门、腰阳关、涌泉、太溪、三阴交、委中

◇功效：滋阳补肾、填精益髓

◆推荐中成药A：左归丸（每次1丸，日服2次）

◆推荐中成药B：六味地黄丸（每次1丸，日服2次）

· 痹证 ·

风寒湿邪、风湿热邪、肝肾亏虚共三种类型

（一）**风寒湿邪**：肢体关节酸痛、游走不定，关节屈伸不利、恶风发热；或自觉关节冒风、舌苔薄白、脉浮紧；或关节疼痛剧烈、得热则缓、关节僵硬。

◇归经：肾经、肝经

◇取穴：太溪、三阴交、太冲、期门、阴陵泉、足三里

◇功效：散寒祛湿、温经通络

◆推荐中成药A：追风活络丸（每次2丸，日服2次）

　　　　　　　　小活络丸（每次2丸，日服2次）

◆推荐中成药B：疏风定痛丸（每次1丸，日服2次）

　　　　　　　　伸筋活络丸（每次2g，日服1次）

（二）**风湿热邪**：关节红肿、灼热、疼痛、得冷稍缓，口渴、烦闷不宁、舌质红、舌苔黄、脉滑。

◇归经：胃经、肾经

◇取穴：髀关、伏兔、足三里、丰隆、三阴交

◇功效：清热通络、祛风除湿

◆推荐中成药A：湿热痹颗粒（每次1袋，日服2次）

◆推荐中成药B：二妙丸（每次6g，日服2次）

（三）**肝肾亏虚**：关节肿大、畸形、僵直、屈伸不利、腰酸膝软、畏寒喜暖、舌苔薄黄、脉沉细。

◇归经：肝经、肾经、胃经

◇取穴：太冲、太溪、三阴交、足三里、伏兔、丰隆

◇功效：滋补肝肾、祛风除湿

◆推荐中成药A：尪痹颗粒（每次1袋，日服2次）

◆推荐中成药B：益肾蠲痹丸（每次8g，日服3次）

·　郁证　·

肝气郁结、气郁化火、心脾两虚三种类型）

（一）**肝气郁结**：胸闷、腹胀、胁闷疼痛、痛无定处、情绪不宁、易怒、失气为快、恶心、舌苔薄白腻、脉弦。

◇归经：肝经、胃经

◇取穴：太冲、足三里、梁丘

◇功效：疏肝理气、安神解郁

◆推荐中成药A：舒肝丸（每次1丸，日服3次）

◆推荐中成药B：越鞠丸（每次6g，日服2次）

（二）**气郁化火**：胸胁胀闷痛、急躁易怒、头痛耳鸣、面红耳赤、口苦、咽干、大便秘结、舌质红、苔白黄、

脉弦数。

◇归经：肝经、胃经

◇取穴：行间、太冲、太溪、水泉

◇功效：清肝泻火、解郁和胃

◆推荐中成药A：加味逍遥丸（每次6g，日服2次）

◆推荐中成药B：泻肝安神丸（每次6g，日服2次）

（三）心脾两虚：多思善虑、心悸胆怯、少眠健忘、面色少华、神疲乏力、头晕、舌质淡、脉细弱。

◇归经：肝经、脾经、心经

◇取穴：内关、太冲、太白、地机

◇功效：健脾养心、补血益气

◆推荐中成药A：解郁安神颗粒（每次1丸，日服2次）

◆推荐中成药B：人参养荣丸（每次1丸，日服2次）

• 泄泻 •

寒湿困脾、湿热内蕴、脾胃虚弱三种类型

（一）寒湿困脾：发病急、大便清稀、泄泻阵作、恶寒发热、头痛体倦、舌苔薄白、脉濡缓。

◇归经：胃经、脾经、大肠经

◇取穴：合谷、建里、地机、太白、足三里、天枢

◇功效：解表散寒、化浊利湿

◆推荐中成药A：藿香正气丸（每次1丸，日服2次）

◆推荐中成药B：六和定中丸（每次1丸，日服2次）

（二）湿热内蕴：腹痛即泻、泻下急迫、便色黄褐、臭秽黏稠、肛门灼热、小便短赤、舌质红、脉滑数。

◇归经：胃经、脾经、大肠经

◇取穴：合谷、曲池、太白、足三里、天枢

◇功效：清热燥湿、行气化滞

◆推荐中成药A：香连丸（每次6g，日服2次）

◆推荐中成药B：葛根芩连片（每次3片，日服3次）

（三）脾胃虚弱：大便时溏时泻，稍食油腻或劳累之后，便次增多、面色萎黄、舌质淡、苔薄白、脉细弱。

◇归经：脾经、胃经

◇取穴：足三里、地机、太白、梁丘、天枢

◇功效：健脾益气、和胃渗湿

◆推荐中成药A：参苓白术丸（每次1丸，日服2次）

◆推荐中成药B：六君子丸（每次9g，日服2次）

• 颈项痛 •

风寒湿侵、气滞血瘀、气血虚弱三种类型

（一）**风寒湿侵**：颈肩麻木疼痛、颈部僵硬、恶风寒、全身发紧、舌质淡红、苔薄白、脉弦紧。

◇归经：胆经、肝经、小肠经

◇取穴：太冲、阳陵泉、后溪、大椎

◇功效：祛风散寒、除湿通络

◆推荐中成药A：颈复康颗粒（每次2袋，日服2次）

◆推荐中成药B：根痛平颗粒（每次1袋，日服2次）

（二）**气滞血瘀**：头颈、肩背、上肢疼痛、刺痛，痛有定处，夜间加重，面色无华、倦怠少气、舌质紫黯、脉弦涩。

◇归经：大肠经、小肠经、督脉

◇取穴：合谷、大椎、后溪、肩井

◇功效：活血行气、通络止痛

◆推荐中成药A：颈痛颗粒（每次1袋，日服2次）

◆推荐中成药B：血塞通片（每次2片，日服2次）

（三）**气血虚弱**：头晕、身疲乏力、四肢倦怠、心悸、气短、面色苍白、苔薄白、脉细无力。

◇归经：脾经、小肠经、督脉

◇取穴：血海、后溪、大椎、风府

◇功效：益气养血、通络止痛

◆推荐中成药A：人参归脾丸（每次1丸，日服2次）

◆推荐中成药B：补中益气颗粒（每次1袋，日服2次）

• 落枕 •

气滞血瘀、风寒侵表、肝肾亏虚三种类型

（一）气滞血瘀：醒后颈部刺痛，痛有定处，转头不利，稍有活动疼痛加剧，舌质紫黯、苔薄白、脉弦紧。

◇归经：督脉、小肠经、三焦经

◇取穴：大椎、外关、后溪、肩井

◇功效：活血化瘀、通络止痛

◆推荐中成药A：回生第一丹胶囊（每次5粒，日服2次）

◆推荐中成药B：同仁大活络丸（每次1丸，日服2次）

（二）风湿侵表：颈项强痛、痛引肩臂、恶风发热、头痛身重、时有汗出、舌质淡、苔薄白、脉浮紧。

◇归经：督脉、小肠经、大肠经

◇取穴：大椎、合谷、后溪、风府

◇功效：祛风散寒、活血止痛

◆推荐中成药A：疏风定痛丸（每次1丸，日服2次）

◆推荐中成药B：追风丸（每次1丸，日服2次）

（三）肝肾亏虚：颈肌酸痛、麻木、身体虚弱、身重疼痛、腰酸膝软、心悸气短、面色无华、耳鸣、失眠多梦、舌质淡、苔白、脉细弱。

◇归经：督脉、肝经、肾经

◇取穴：大椎、太冲、太溪、肩井、颈百劳

◇功效：健脾益肾、祛风止痛

◆推荐中成药A：山药丸（每次1丸，日次2次）

◆推荐中成药B：杞菊地黄丸（每次1丸，日服2次）

• 五十肩 •

风寒湿阻、气血瘀滞、气血两虚三种类型

（一）风寒湿阻：肩部畏风寒而窜痛，或肩部有沉重感、肩关节活动不利、外感风寒痛增。舌苔薄白，脉弦紧。

◇归经：大肠经、小肠经、三焦经

◇取穴：肩髃、合谷、外关、肩髎

◇功效：祛风散寒、通络宣痹

◆推荐中成药A：伸筋活络丸（每次3g，日服2次）

◆推荐中成药B：复方小活络丸（每次2丸，日服2次）

（二）气血瘀滞：肩部肿胀、疼痛硬结，肩关节活动受限、动则痛甚，舌质黯、苔薄白、脉弦细。

◇归经：大肠经

◇取穴：合谷、手三里、肩髃

◇功效：活血化瘀、舒筋通络

◆推荐中成药A：小活络丸（每次1丸，日服2次）

◆推荐中成药B：血塞通胶囊（每次3粒，日服2次）

（三）气血两虚：肩部酸痛、肌肉萎缩、关节劳累后疼痛加重、头晕目眩、气短懒言、心悸失眠、四肢乏力。

◇归经：大肠经、小肠经、胃经

◇取穴：合谷、肩髃、后溪、条口

◇功效：补气养血、舒筋通络

◆推荐中成药A：人参归脾丸（每次1丸，日服2次）

◆推荐中成药B：人参养荣丸（每次1丸，日服2次）

• 腰痹 •

寒湿、湿热、血瘀三种类型

（一）**寒湿**：腰腿冷痛、畏风恶寒，肢体发凉，阴雨天疼痛加重，舌苔薄白、脉沉紧。

◇归经：督脉、膀胱经

◇取穴：命门、膝阳关、肾俞、委中

◇功效：祛湿散寒、活络止痛

◆推荐中成药A：寒湿痹颗粒（每次1袋，日服2次）

◆推荐中成药B：附桂骨痛片（每次6片，日服2次）

（二）**湿热**：腰部疼痛、腿软无力，痛处伴有热感，遇热痛增，活动后痛减、小便短赤、苔黄腻、脉濡数。

◇归经：督脉、膀胱经

◇取穴：腰阳关、腰眼、委中、承山、昆仑

◇功效：清热化湿

◆推荐中成药：湿热痹颗粒（每次1袋，日服2次）

（三）**血瘀**：腰腿痛有定处、刺痛，日轻夜重，腰部板硬、痛处拒按，舌质有瘀斑，脉弦紧。

◇归经：督脉、肾经、膀胱经

◇取穴：命门、肾俞、承山、三阴交、昆仑、委中

◇功效：活血化瘀、理气止痛

◆推荐中成药：腰痹通胶囊（每次3粒，日服2次）

● 目赤肿痛 ●

外感风热、肝经风热两种类型

（一）**外感风热**：眼睑浮肿、白睛赤肿、痒痛多泪、恶寒发热、头痛鼻塞、舌苔薄白、脉浮数。

◇归经：膀胱经、大肠经、胆经

◇取穴：风池、曲池、鱼腰、四白

◇功效：疏散风热、解表明目

◆推荐中成药A：明目蒺藜丸（每次6g，日服2次）

◆推荐中成药B：桑菊感冒片（每次5片，日服3次）

（二）**肝经风热**：暴发火眼、红肿痛痒、热泪昏花、头目眩晕、口渴烦躁、大便干燥、舌质红、苔黄、脉弦数。

◇归经：肝经、肾经、膀胱经、胆经

◇取穴：风池、太冲、太溪、鱼腰、四白

◇功效：清热、散风、明目

◆推荐中成药A：明目上清丸（每次6g，日服2次）

◆推荐中成药B：开光复明丸（每次2丸，日服2次）

• 目涩 •

肺阴不足、肝肾亏虚两种类型

（一）**肺阴不足**：眼内干涩，午后及入夜则加重，频频眨目、干咳少痰、咽干口渴、舌尖红少苔、脉细。

◇归经：肺经、肝经、胆经

◇取穴：太渊、尺泽、太冲、四白、光明

◇功效：养阴清肺

◆推荐中成药：养阴清肺丸（每次1丸，日服2次）

（二）**肝肾亏虚**：眼干涩畏光、双眼频眨、白睛隐隐淡红、腰膝酸软、头晕、耳鸣、舌红少津、脉细数。

◇归经：肝经、肾经、胆经

◇取穴：太冲、太溪、三阴交、四白、光明

◇功效：滋阴降火、养肝明目

◆推荐中成药A：石斛夜光丸（每次6g，日服2次）

◆推荐中成药B：明目地黄丸（每次1丸，日服2次）

· 耳鸣 ·

肝火上扰、肾精亏虚两种类型

（一）**肝火上扰**：耳鸣隆隆，郁怒后加重，兼见头痛、目眩、口苦咽干、面红目赤、舌红苔黄、脉弦数。

◇归经：肝经、三焦经、肾经

◇取穴：太冲、外关、听宫、中渚、太溪

◇功效：清肝泻火、开郁通窍

◆推荐中成药：龙胆泻肝丸（每次6g，日服2次）

（二）**肾精亏虚**：耳内蝉鸣不绝、记忆力减退、头晕、五心烦热、腰酸膝软、舌红少苔、脉细弱。

◇归经：肾经、三焦经

◇取穴：太溪、三阴交、外关、听宫、中渚、液门

◇功效：补肾益精、滋阴潜阳

◆推荐中成药：六味地黄丸（每次1丸，日服2次）

· 耳聋 ·

脾胃虚弱、肾精亏虚两种类型

（一）**脾胃虚弱**：耳聋，劳累后加重伴乏力、纳少、面

色无华、唇色淡红、苔薄白、脉虚弱。

◇归经：脾经、胃经、肾经、三焦经

◇取穴：太冲、中渚、外关、听宫、足三里、太溪

◇功效：健脾益气、升阳通窍

◆推荐中成药A：益气聪明丸（每次6g，日服2次）

◆推荐中成药B：补中益气丸（每次1丸，日服2次）

（二）肾精亏虚：听力渐降、头晕、记忆力下降、耳鸣久治不愈、腰膝酸软、烦热、舌质红、脉细数。

◇归经：肾经、三焦经

◇取穴：太溪、三阴交、中渚、液门、听宫

◇功效：补肾益精

◆推荐中成药：耳聋左慈丸（每次1丸，日服2次）

● 鼻渊 ●

肺经风热、胆腑郁热两种类型

（一）肺经风热：鼻流黄涕、鼻塞、嗅觉减退、发热恶寒、头痛、胸闷、咳嗽、痰多、舌质红、苔微黄、脉浮数。

◇归经：肺经、膀胱经、大肠经

◇取穴：尺泽、孔最、风池、风门、曲池、迎香

◇功效：散风清热、排脓通窍

◆推荐中成药：鼻炎宁（每次4片，日服3次）

（二）胆腑郁热：涕黄浊黏稠如脓样，有臭味，鼻黏膜肿胀疼痛，可伴有咽干、口苦、耳鸣、眠少多梦、烦躁、舌质红、苔黄、脉弦数。

◇归经：肝经、胆经、大肠经

◇取穴：太冲、阳陵泉、足临泣、迎香

◇功效：清胆泻热、利湿通窍

◆推荐中成药：霍胆丸（每次6g，日服2次）

· 牙痛 ·

风火、胃火、虚火共三种类型

（一）风火：牙龈红肿，牙痛时得冷痛减，受热则增，伴有发热、恶寒、口渴、舌红、苔薄白、脉浮数。

◇归经：大肠经、胃经

◇取穴：合谷、曲池、颊车

◇功效：疏风清热、解毒消肿

◆推荐中成药A：牛黄解毒丸（每次2丸，日服2次）

◆推荐中成药B：黄连上清丸（每次2丸，日服2次）

（二）**胃火**：牙疼痛较甚，牙龈红肿作胀，或出脓血、肿连腮颊、头痛、口臭、口渴、大便秘结、舌苔黄。

◇归经：胃经、大肠经

◇取穴：内庭、颊车、合谷

◇功效：清胃泻火、凉血消肿

◆推荐中成药A：牛黄清胃丸（每次2丸，日服2次）

◆推荐中成药B：清胃黄连丸（每次6g，日服2次）

（三）**虚火**：牙齿微痛或隐隐作痛，牙龈微红、微肿、咬物无力，牙齿浮动、午后疼痛加重，伴有腰酸痛、舌质红嫩、少苔、脉细数。

◇归经：肾经、胃经

◇取穴：颊车、太溪

◇功效：凉血止痛、滋阴益肾

◆推荐中成药A：滋阴甘露丸（每次6丸，日服3次）

◆推荐中成药B：知柏地黄丸（每次9g，日服2次）

·　口疮　·

心脾积热、阴虚火旺两种类型

（一）**心脾积热**：口腔内生有黄豆大小的黄白色溃烂点，微肿、溃点，甚者连成片，灼热疼痛，说话、进食时加重，口渴、舌质红、苔黄、脉数。

◇归经：心经、脾经

◇取穴：内关、大陵、地机、大都、公孙

◇功效：清心降火、消肿止痛

◆推荐中成药A：导赤丸（每次3丸，日服2次）

◆推荐中成药B：牛黄清胃丸（每次2丸，日服2次）

（二）**阴虚火旺**：口腔内如有绿豆般大小溃烂面，表面灰白、周围淡红、易反复发作，舌质红少津、舌苔少、脉细数。

◇归经：肾经、肝经

◇取穴：太溪、三阴交、太冲

◇功效：滋阴降火

◆推荐中成药：知柏地黄丸（每次1丸，日服2次）

· 痔疮 ·

湿热挟风、中气不足两种类型

（一）湿热挟风（迫血下行）：大便下血、血色鲜红、肛周肿痛、便秘、舌质红、苔黄腻、脉濡数。

◇归经：大肠经、胃经、膀胱经

◇取穴：曲池、合谷、八髎、足三里、梁丘

◇功效：疏风清热、凉血止血

◆推荐中成药A：地榆槐角丸（每次9g，日服2次）

◆推荐中成药B：鳖甲消痔胶囊（每次3粒，日服3次）

（二）中气不足（气不摄血）：大便下血、痔核脱出、不纳、肛门有下坠感、食少乏力、气短懒言、舌质淡红、脉弱。

◇归经：任脉、脾经、大肠经

◇取穴：中脘、气海、合谷、太白

◇功效：补中健脾、益气摄血

◆推荐中成药A：补中益气丸（每次6g，日服2次）

◆推荐中成药B：人参归脾丸（每次7g，日服2次）

● 油风 ●

血虚风燥、气滞血瘀、肝肾不足三种类型

（一）**血虚风燥**：头发成片脱落、头皮瘙痒、头晕、失眠多梦、舌质淡、苔薄白、脉细弱。

◇归经：脾经、膀胱经、督脉

◇取穴：太白、公孙、风池、百会、血海

◇功效：养血祛风生发

◆推荐中成药A：养血生发胶囊（每次4粒，日服2次）

◆推荐中成药B：养血安神丸（每次20粒，日服2次）

（二）**气滞血瘀**：头发成片脱落、病程长、面色黯黑、舌边有瘀点、脉涩。

◇归经：肝经、脾经、督脉

◇取穴：太冲、太白、百会、神庭

◇功效：疏肝解郁、活血化瘀

◆推荐中成药A：加味逍遥丸合血府逐瘀胶囊（两种药按说明量服用）

◆推荐中成药B：大黄蛰虫丸（每次1丸，日服2次）

（三）**肝肾不足**：全秃或普秃，病程日久，伴有头昏、耳鸣、失眠、舌质淡、苔剥脱、脉沉细。

◇归经：肝经、肾经、督脉

◇取穴：太冲、太溪、水泉、百会、风府

◇功效：益精血、补肝肾

◆推荐中成药A：七宝美鬓丸（每次1丸，日服2次）

◆推荐中成药B：健身宁片（每次6片，日服2次）

● 湿疮 ●

湿热并重、血虚风燥两种类型

（一）**湿热并重**：发病时潮红、肿胀、瘙痒，抓后糜烂渗出、身倦、大便秘结、脉滑数。

◇归经：大肠经、脾经、胃经

◇取穴：曲池、合谷、大都、地机

◇功效：清热祛湿、燥湿健脾

◆推荐中成药A：龙胆泻肝丸合二妙丸（各6g，日服2次）

◆推荐中成药B：胃苓丸合二妙丸（各6g，日服2次）

（二）**血虚风燥**：慢性湿疮，反复发作，头昏乏力、腰酸肢软、舌淡红、苔薄白、脉濡。

◇归经：胃经、脾经、肾经

◇取穴：太白、血海、足三里、太溪

◇功效：养血润肤、祛风止痒

◆推荐中成药A：当归苦参丸（每次1袋，日服2次）

◆推荐中成药B：湿毒清胶囊（每次4粒，日服3次）

•　蛇串疮（带状疱疹）　•

先为片状红色斑丘疹，很快即成绿豆般水泡，排列成带状，5~6天后转为浑浊。皮肤刺痛、乏力、发热、舌质红、苔薄黄、脉弦数。

◇归经：胆经、肝经

◇取穴：太冲、足临泣、期门、渊腋、日月

◇功效：清肝火、利湿热

◆推荐中成药A：龙胆泻肝丸（每次6g，日服2次）

◆推荐中成药B：二妙丸合板蓝根颗粒（各9g，日服2次）

温馨提示：①对33类例症的非药物疗法，先对症取穴（穴位的准确位置及作用见"百度"），后选择按揉的方法，前三个是重点穴，其余为辅助穴，根据穴位的不同位置选择不同（按、揉、点、压）的方式，每穴做3~5分钟，按揉力度因人而异。②中成药的服用剂量，如有不同包装或单独就诊者，以相关药品说明书或医嘱为准。

注："推荐中成药"部分，参考人民卫生出版社《常见病中成药疗法》第二版。

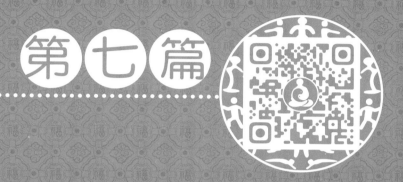

第七篇

情志恰悦的养心斋

◎ 传奇故事

"治耳鸣"一鸣惊人

早在金元时期（距今约800年前），战争频发，炮火连天，许多无辜百姓被炮火震坏了耳朵，耳聋耳鸣患者遍地都是。行医途中的李东垣（金元四大家之一的"脾胃派"创始人），在路过的村子中经常找不到一个能正常交谈的人，看到老百姓惨遭耳病折磨，医者善仁，深感痛心。他遍读中医古籍，寻遍名医名药，年近50岁时，才终于苦心研究出一剂中药特效方——"益气聪明汤"，专对耳聋耳鸣有奇效。他甚至发下宏愿，从此之后，别的病都不治，专治耳聋耳鸣，为患者百姓解忧。当然，李东垣最大的贡献还是"脾胃论"，之后广为流传，名扬天下。

启示：中药是中华民族的国粹，中草药给人们的生活带来了巨大的影响，很多人的生活和健康都受益于中药。一代名医李东垣为百姓医治耳病的故事，就是众多传奇故事的代表。只要心里装着百姓，就是好郎中。

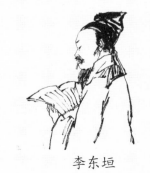

李东垣

第十八章 平衡心态的"五把钥匙"

中医的最高境界是养生，养生的最高境界是养心，古人云："天下根本，人心而已""正心存内，邪不可干"。心可主宰脏腑，协调全身，养生治病当以养心为先。以对国内外1400多名百岁寿星的调查统计为例，这些寿星们唯一的共性和特点就是乐观、乐观，还是乐观！可见，"乐观"是长寿的秘诀，是健康的金钥匙。一、"心静"是心理平衡的特效药。心静则气和，气和则血顺，血顺则精充神旺，静心定神，方能稳定情绪，增加快乐。二、"微笑"是心理平衡的不老丹。微笑可以刺激人体脑部分泌多巴胺，使人产生快感，还能释放压力，降低血压。三、"话疗"是心理平衡的排泄阀。通过人与人之间的沟通与交流，可排解烦恼，恢复开朗和快乐。四、"朋友"是心理平衡的消火栓。孤独的心理有可能引起内分泌紊乱和免疫力下降，广交朋友，方能延年益寿。五、"宽容"是心理平衡的保护伞。吃亏、误解、受委屈不可避免，学会宽容，心理就平衡，心情就快乐。综上所述，心理平衡是健康养心的最高境界，健康养心是健康长寿的第一要务，"难得糊涂"是健康快乐的"营养素"，只有保持愉悦的心情和内心的满足，才有利于健康长寿。

第十九章 调养心态的"五种方法"

调养心态，首要积极乐观，这样你才能过好生活，活出自己。积极的人像太阳，照到哪里哪里亮；消极的人像月亮，初一、十五不一样。我们每个人都应该明白，一个消极的人生活就是一种负担，他会感到很苦、很累、很受罪；而一个积极乐观的人，生活对于他而言，是一种享受。以下几种调养心态的方法，值得我们学习和借鉴。

一、保持乐观的方法

乐观与心神的关系密切，乐为心主，出自膻中，心神舒畅，乐意外达。"膻中者，臣使之官，喜乐出焉。"（《素问·灵兰秘典论》）喜乐与宗气的功能攸攸相联，只有心神正，宗气行，喜乐才能表现于外，心君则能不着迷惑。"凡预身之无病，必须先正其心，使其心不妄求，心不狂思，不贪嗜欲，不着迷惑，则心君泰然。"（《延命金丹》）心神泰然，则乐志外现。谈到乐观，往往与"笑"联系起来。"笑"是心神愉快舒畅的表现，但不能视为乐观的唯一标准。因为，乐观除有情绪上的表现外，还有精神意志上的乐观表现。情绪上的乐观，多指日常生活中的喜乐变化，它受生活、人际交往、社会的影响较大，往往"每触即发"，如人逢喜事精神爽，易于观察到。精神意志上的乐观有更高深的内涵，是一种精神、意志、信念、人生等多种因素汇集的综合概念。乐观包括日常生活中的情绪乐观和思想意志上的精神乐观两个方面，两者都是精神保健的内容。

二、调和喜怒的方法

调和喜怒，包括养精保神和喜怒、调心养性控喜怒和虚静怡神制喜怒。

养精保神，首先要养心肾。因为肾藏精，心藏神，心肾满则精神治，精神治则喜怒有节。其次养心肝，心性火而致喜，肝疏气而致怒，心动则生火，肝动则气升，气火升腾，则损精伤神而耗气，神伤气耗，则喜怒无度，故养心肝以保神。另外，还要做到举止适宜，要尽量使自己从一些不必要的纠葛中解脱出来，少些烦事缠身，以防"举止失宜，自致其瞿"（《中藏经》）。其次要控喜怒。调心者，即调其神。调神养性是促进身心健康、却老延年的妙法。古人甚为重视"太上养神"（《艺文类聚》）。养神则心健，心健则脏腑有主，五脏精足。日常生活中，要时时注意，不图私利，不生妒心，襟怀坦白，胸有大志，同时还要制喜怒。《老子》倡导"清静少欲"，以避大喜大怒。心思清虚宁静则志无所乱，"神静则宁，情动则乱"（《杂病广要·诸气篇》）。虚静之法很多，如太极拳、导引术及书法绘画等，皆能怡神静心，舒和膻中之气。在虚静养神时，还要动静结合，动以养形，静以存神，神存则志不妄，更无喜怒之忧。上述太极拳、书法绘画，就是动中求静。

三、消除忧愁的方法

加强思想修养，树立正确的人生观，正视现实，面对未来。正确地看待自己，使思想经常地处在乐观的状态之中，就会不生烦恼。具体做法应多予少取和宽仁为怀等，首先要排解太过的思虑。劳逸结合的正常思虑对人体无害，只有太过的思虑才能使人致病。因此，人们在用思的过程中，必须做到劳逸结合。对于伏案劳神的脑力劳动者来说，用心思虑的时间不宜过长，1~2小时后要做轻微的活动或运动，如太极拳、健身操等，或做静松功。要坚持体育锻炼，每天早起散散步、做做操，或晚饭后坚持散步等。如此，可缓解持续思虑后的紧张和疲劳。晚间不宜熬夜太过，养成按时作息的好习惯。节假日可到郊野、公园等处游玩观光，如划船、钓鱼、观赏风景等活动。每晚可适当收听轻音乐，或看一些文体电视节目等。

四、排解和避免惊恐的方法

消除导致惊恐的外界环境因素，是避免产生惊恐的重要的方面。安定团结的社会环境，人们自由幸福地生活和工作，心地坦然安舒，没有致惊致恐的因素，就不会产生恐惧的心理。加强思想修养，克己奉公，不损人利己，与人为善，严于律己，宽以待人，做一个忠诚、善良、正直、襟怀坦白、光明磊落的人，故能安然处世，无恐惧心理产生，俗谓"为人不做亏心事，半夜敲门心不惊"。避免突然的高声或异物的惊吓。高血压、冠心病患者以及中老年人，均不宜多看竞争激烈的场面、惊险小说或电影电视。

五、四气调神的方法

所谓四气调神，即顺应四时气候的变化，调摄精神活动，顺应自然界生、长、化、收、藏规律，以达养生防病之目的。"四气调神"语出《素问·四气调神大论》，可见《黄帝内经》作者已非常重视四气调神，因而，它成为中医精神保健的重要内容和方法之一。在《素问·四气调神大论》里，详细论述了四气调神的方法。

"春三月，此谓发陈，天地俱生，万物以荣，夜卧早起，广步于庭，被发缓形，以使志生，生而勿杀，予而勿夺，赏而勿罚。此春气之应，养生之道也。"

"夏三月，此谓蕃秀，天地气交，万物华实，夜卧早起，无厌于日，使志无怒，使华英成秀，使气得泄，若所爱在外。此夏气之应，养长之道也。"

"秋三月，此谓容平，天气以急，地气以明，早卧早起，与鸡俱兴，使志安宁，以缓秋刑，收敛神气，使秋气平，无外其志，使肺气清。此秋气之应，养收之道也。"

"冬三月，此谓闭藏，水冰地坼，无扰乎阳，早卧晚起，必待日光，使志若伏若匿，若有私意，若已有得，去寒就温，无泄皮肤，使气亟夺。此冬气之应，养藏之道也。"

第二十章　健康养心的"五个案例"

心态好是健康长寿的灵丹妙药。好的心态，可以使你战胜困难，排解烦恼，获得快乐生活；快乐的心态，可以淬炼人智，净化人们的心灵；积极的心态，可以帮助我们获得健康和幸福。一个人特别心烦意乱的时候，应针对本人情况，采取相应方法，只有选对方法，才能对号入座，消除疾患。

一、自我入静法

自我入静，即安心定神。主要方法是克制，静下心来，尽全力忘记所有烦恼的事，可以从1开始默默地读数字，一直读到心静为止。结论：今天再大的事，到了明天就是小事；今天再重要的事，到了明天就是故事。案例：王女士，现年67岁，现居山东泰安市。王女士退休后，因家庭、工作等原因，心里特别烦恼，整天睡不好觉，心情也不好。自从练习"三六九健身法"之后，学会了安心静养，收效明显，心态平衡了，精神状态也好了。

二、自我忘记法

自我忘记，即消化排除。消除烦恼最好的办法是排除，选安静之地闭目静声，尽量回忆高兴的事，把不愉快的事一件一件排出来，然后逐件化解，直到高兴满意为止。结论：掏心掏肺心力交瘁，没心没肺活得不累。案例：李女士，64岁，现居山东泰安市。李女士退休后，心情特别烦躁，整天睡不好，精神状态也不好。后来坚持练习"三六九健身法"，用了自我忘记法，情况逐步好转，睡眠改善了，心也不烦躁了，而且还找到了自己乐意干的事业。

三、自我化解法

自我化解，即化解转移。心中窝着气，随时要发作时，为了平衡心态，可找一空旷地大喊大叫或者大声唱歌，也可以撕碎旧报纸等。结论：心简单，世界就简单，心自由，生活就自由，得意时要看淡，失意时要看开。案例：郭先生，现年68岁，现居山东济南市历下区。郭先生早年患有焦虑症，总觉得心里窝气，发泄不出，整天睡不好觉，怨天尤人，精神状态也很差，后来坚持练习"三六九健身法"，精神状态好了，心不烦了，睡眠也好了。

四、自我按摩法

自我按摩，即穴位按揉。主要方法是按揉头、手、足三部位要穴。先按揉头部，通苍天之神力；再按揉双手，化日月之阴阳；后按揉下肢，接大地之精气。结论：激活经络之气，消除烦躁，解除忧愁，改善睡眠质量，安定心神。案例：王先生，现年57岁，现居山东滨州市滨城区。王先生曾因家庭、就业等原因一度非常烦躁，心情很不好，心理压力特别大，一夜之间白了头发。自从坚持练习"三六九健身法"，特别是定期按揉头、手、足部分要穴之后，情况有了明显改变，心里不烦躁了，心情好了，精神状态也好了。

五、自我呼吸法

自我呼吸，即呼吸静心。选择一处清静之地，放松静养，双目闭合，调匀呼吸，意守丹田，做深度呼吸，通过腹式呼吸，调理一身之气，达到吐故纳新，消除心理烦恼的目的。结论：安神定躁，心平气正，静谧祥和。案例：任女士，66岁，现居山东潍坊市。任女士退休之后，有一段时间心情特别烦躁，一度患上更年期综合征，长时间睡不着，心情郁闷，精神不振，无所适从，整天昏昏沉沉。自从练习"三六九健身法"，特别是坚持做腹式呼吸之后，情况迅速好转，心里不烦了，睡眠好了，更年期症状也消失了。

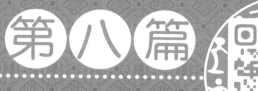

第八篇

均衡营养的
饮食坊

第二十一章 健康养生的"物质基础"

中华饮食养生保健的历史源远流长，特别是伴随着长期的生活和实践，饮食养生越来越成为热点，各地流传了许多饮食养生的谚语："少吃多滋味，多吃坏脾胃""少吃香，多吃伤""每餐八成饱，保你身体好""要活九十九，每餐留一口"，等。随着社会的发展和进步，平衡营养已成为饮食养生的主流，以世界卫生组织提供的平衡饮食六大营养素为例，蛋白质主要由鱼肉、禽畜肉、奶类和蛋类等提供，碳水化合物主要由粮食来提供，脂肪主要由荤菜、烹调油等提供，而蔬菜、水果可提供人体所需的维生素和矿物质等。只要按比例摄入各类食物，方能及时合成免疫细胞，加强代谢，杀灭病菌，维护机体健康。当然，食物的味道各有不同，对脏腑所起的作用也不一样。只有合理安排饮食，机体所需营养才能保证，五脏功能才能旺盛。中医学还注意了某些食物的特异性作用，如绿豆汤预防中暑，大蒜预防癌症，葱白预防感冒，萝卜粥预防头晕等。近年来，人们还主张用生山楂、红茶、燕麦降低血脂，预防动脉硬化，用玉米粥预防心血管疾病等，都是一些很好的方法。

第二十二章 饮食健康的"五个禁忌"

一、饥饱失常

餐餐饱食，摄入过多的食物容易造成营养过剩。食不过饱并不是单纯控制脂肪、蛋白质的摄入，米饭也要限量。乳制品摄入量超过人体总热量的需求，过剩的营养就会积蓄而发胖。肥胖是健康之大忌。

二、食物搭配

多种食物相互混合配食是一个复杂又现实的问题。《本草纲目》中提到饮食禁忌达几十种，其中与日常生活关系较大的有：兔肉忌生姜、陈皮，雉肉忌木耳、蘑菇，野鸭忌木耳，雀肉忌酱，虾子忌猪肉、鸡肉，黍米忌蜜、牛肉，韭薤忌蜜、牛肉，白花菜忌猪心肺，鲫鱼忌蒜、糖，羊肉忌豆酱，鸡肉忌生葱、糯米，鳖肉忌苋菜，枣子忌葱、鱼，生葱忌犬肉，等等。

三、老年人饮食

为了延缓衰老的过程，老年人应以养为生，尽量以食代药。还应该注意脍不厌细，食品制作宜精、宜细、宜软、宜烂、宜温。这是因为老年人牙齿常有松动、脱落，影响咀嚼。有的老年人舌肌萎缩，震颤、味觉减退。《灵枢·师传》说"食饮者，热无灼灼，寒无沧沧"，就是告诫老年人饮食不要过热过冷，宜温为好。

四、儿童饮食

小儿脾胃不足，运化力弱，饮食稍有不当易引起胃肠道疾患。儿童由于年龄相差较大，个体差异也较明显，在饮食、喂养中的禁忌也各有不同。一是充足的营养是儿童生长发育所必需，如果小儿摄入食品的总热量超过生长发育的需求，脂肪便会堆积，导致肥胖。二是正餐之外定时给予适当零食辅食可以增加身体营养素，弥补正餐的不足；但零食零吃会影响正餐的食欲。三是不能偏食挑食。儿童身体的生长，脑的发育，智力的发展和开化都离不开营养，但不能偏食挑食。

五、孕产妇饮食

孕初忌油腻，此期的食谱主要应以简单、清淡、易消化为原则，以免引起脾胃不和或恶心、呕吐症状，易造成营养缺乏。孕妇忌燥热。孕妇食用燥热食品过多会助热伤阴，使阴血更呈不足。产妇产后气血虚弱，古代医家普遍主张产后以补益气血为主。补益气血宜以食补为主，药补为辅，忌以药代食。产妇忌食生冷酸涩，对于产妇来说应该做到这一点。生冷易伤胃，脾胃一伤，生化之源不足，无以生化乳汁。

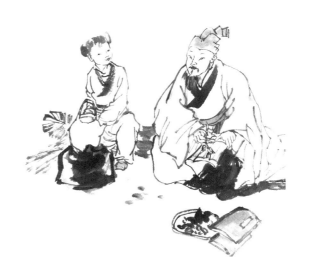

第二十三章 四季养生的"饮食原则"

一、春季（养肝）

春季养生应做到"五宜"：身体宜暖（防止外邪侵袭）、腿脚宜动（多做养生功）、饮食宜甘（多吃大枣、蜂蜜）、肌体宜补（增加滋补营养）、旧病宜防（顺应自然变化）。

春季饮食可分为三个阶段，即，早春：适当吃些葱、姜、蒜、韭菜、荠菜等，祛散阴寒，助春阳生发，应少吃性寒食品；仲春：应少食油腻、生冷及刺激性食物，多吃些荠菜、马齿苋、竹笋、香椿等清淡食物；晚春：以清淡饮食为主，适当增加优质蛋白食物及蔬果，可多饮绿豆汤、赤豆汤、酸梅汤，不宜食羊肉、狗肉、辣椒等辛辣之品。总之，春天是生发的，肝气旺，脾气大，可适当吃些甜食，让肝缓缓地生发。春天还要有酸味，酸是入肝的，酸甘化阴，能够柔肝养阴，但不能一次食用太多酸性食品，否则违逆季节的生发之性，对肝脏功能不利，这是春天饮食的一个重要原则。

春季食谱

蔬菜类：笋、香椿、荠菜、韭菜、小白菜、青椒、山药、胡萝卜；

水果类：苹果、柑橘、香蕉、山楂、草莓、樱桃、梅子、大枣；

水产类：海带、海蜇、带鱼、鲫鱼、虾；

肉蛋类：鸡蛋、鸡肉、牛肉、羊肉、猪肉；

五　谷：小麦、荞麦、玉米、小米；

汤　饮：茉莉花茶、菊花茶、莲子汤、萝卜汤、鲫鱼汤。

奇方妙用

◆ 韭菜炒羊肝

原料：韭菜200g，羊肝150g，生姜3片，葱白3段，花生油、精盐、味精适量。**制作**：将韭菜洗净并切段，羊肝洗净，切成片状。将铁锅烧热，倒入花生油烧热，先投入羊肝翻炒，待变色后，下韭菜、葱、姜、精盐，翻炒熟即可。**用法**：正常食用。**效用**：补肝明目，温肾固精。

◆ 玄参炖猪肝

原料：玄参15g，猪肝300g，花生油、淀粉、酱油、料酒、葱姜、精盐、味精适量。**制作**：玄参片洗净并用纱布包好，与猪肝同煮1小时，取出猪肝切片，将油锅烧热，放入生姜、葱煸炒，再放入猪肝片，加酱油、料酒少许，加入猪肝原汤，用淀粉勾芡，加入精盐即可。**用法**：正常食用。**效用**：滋阴补血，养肝明目。

二、夏季（养心）

夏季养生应做到"五清"：清心（心静自然清凉）、清食（多吃清淡食物）、清居（开窗通风换气）、清乐（不宜长途劳累）、清饮（多喝开水清茶）。

夏季饮食：宜苦、辛、酸、咸，少甜，适量摄取五味，对身体有益，但过量或不足，都会引起身体不适。夏季应以五谷杂粮为主，副食以豆类、蔬菜、水果、菌类为主，少食肉类。早晚进餐时可多喝一些粥，也可以在粥中加一点荷叶，有清热去暑、养胃清肠、生津止咳的功效。此外，夏天可以增加一点辛辣之味，但不能太多，太多了就会耗散阳气。苦味也要稍微减少一些，因为苦跟寒有联系。夏天的时候阳气在表，腹中虚寒，如果吃苦多了，肠胃受不了，太寒了，寒上加霜，苦寒败胃，容易拉肚子。

夏季食谱

蔬菜类：茼蒿、芹菜、西兰花、苦瓜、西红柿、洋葱、南瓜、黄瓜；

水果类：柑橘、葡萄、草莓、西瓜、梨、甜瓜、桃、杏仁、山楂；

水产类：海带、海蜇、带鱼、鲫鱼；

肉蛋类：鸡蛋、鸡肉、牛肉、羊肉；

五　谷：绿豆、赤豆、毛豆、小米、玉米、燕麦；

汤　饮：绿茶、决明子茶、绿豆汤、冬瓜汤、银耳百合汤。

奇方妙用

◆ 五味子茶

原料：五味子适量，冰糖适量（五味子10g，冰糖5g）。制作：将五味子洗净，用开水略烫，立刻捞出，放入茶杯内，加入冰糖，用开水冲泡。用法：每日3次，饭后当茶饮用。效用：养心安神，补肾涩精。用于心悸、健忘、自汗盗汗等的辅助治疗。

◆ 酸枣仁粥

原料：酸枣仁12g，粳米100g。制作：将酸枣仁炒熟，放入铝锅内，加水适量，煎熬，取其药液备用。粳米洗净，放入锅内，倒入药液煎煮，待米熟烂时即可。用法：晚饭时服用。效用：养心，安神，敛汗。主治心悸、失眠、多梦等。

三、秋季（养肺）

秋季养生应做到"五防"：防秋燥（防止秋燥伤阴）、防胸闷（防止心肺疾病复发）、防抑郁（防止心情抑郁）、防感冒（防止受凉感冒）、防腹泻（防止秋季腹泻）。

秋季饮食：秋天主收，多吃润肺食物，如银耳、百合、豆腐、蜂蜜、糯米、豆芽等；应少吃辛辣食物，辛辣能散，跟秋收的节令相违背，可以多吃一点酸，如苹果、橘子、猕猴桃、白萝卜、梨等。酸能收，以收敛肺气，跟这个节令一致。也可适当喝些鸡汤、骨汤等。总之，秋季主收，把春夏生长的东西转化成人体需要的东西，通过饮食强化人体收的功能很重要，精气得到收敛，人体就健康。

秋季食谱

蔬菜类：冬瓜、百合、豆芽、西红柿、白萝卜、西兰花、芹菜、香菇；

水果类：梨、苹果、石榴、葡萄、柚子、柠檬、山楂、猕猴桃；

水产类：鳝鱼、带鱼、鲫鱼、鲤鱼、青鱼、泥鳅；

肉蛋类：羊肉、牛肉、鸭肉、乌骨鸡、猪腰子、猪肺、鸡蛋；

五　谷：大米、小米、玉米、荞麦、小麦、糯米、燕麦；

汤　饮：鱼汤、鸡汤、米粥、雪梨银耳汤、蜂蜜、乌龙茶。

奇方妙用

◆ **百合粥**

　　原料：百合30~40g，粳米50g，冰糖10g。**制作**：将粳米洗净，入锅并加水适量，武火烧沸后改文火煮30分钟，放入百合煮熟即可。食时再加入冰糖。**用法**：正常食用。**效用**：补肺益脾。

◆ **山药杏仁雪梨粥**

　　原料：山药100g，粳米100g，杏仁10g，雪梨1个。**制作**：将山药、粳米、雪梨（切片）、杏仁同放入砂锅内，加清水适量，炖熟即成。**用法**：正常食用。**效用**：化痰止咳，清热生津，润肺平喘。

四、冬季（养肾）

冬季养生应做到"五调"：调微汗（做养生功到出微汗)、调饮食（喝粥调养胃气）、调精神（消除烦闷）、调空气（通风换气）、调睡眠（顺其自然）。

冬季饮食：宜喝粥，多喝热粥，以温肾补阳，如腊八粥、麦片粥、萝卜粥、山药粥、核桃粥、大麦粥、玉米粥等；多食牛肉、羊肉、大枣、山药、糯米、韭菜等；多吃些核桃、板栗、松子、花生、葵花子等。总之，冬天要封藏，多吃能帮人体封藏的食物，也可吃些苦味食物，但不能太苦，苦以坚阴，如果太苦，可能会苦寒败胃；冬天也不能吃太咸，咸能软坚，而且过咸能伤血，秋冬养阴，伤血就是伤阴。

冬季食谱

蔬菜类：大白菜、黄花菜、青萝卜、豆芽、西兰花、胡萝卜、芹菜；
水果类：柑橘、苹果、橙子、香蕉、荔枝、山楂、木瓜、大枣；
水产类：虾、牡蛎、鲤鱼、鲫鱼、带鱼；
肉蛋类：牛肉、羊肉、狗肉、鸡肉、肝脏；
五　谷：黑米、燕麦、玉米、黑豆、赤小豆、大豆、粳米；
汤　饮：米粥、鸡汤、排骨汤、鲤鱼汤、雪梨汤、红茶。

奇方妙用

◆ 虫草虾仁汤

原料：冬虫夏草3g，虾仁30g，生姜、食盐少许。**制作**：将冬虫夏草和虾仁略洗，放入砂锅内，加入清水，酌加少量生姜、食盐和调味品，先用武火煮沸，再用文火煎煮30分钟。**用法**：正常食用。**效用**：补肾温阳，填精益髓。

◆ 青虾炒韭菜

原料：青虾200g，韭菜500g，花生油、精盐、味精适量。**制作**：将韭菜洗净，切段，青虾剪去头足，挤出虾仁。将花生油倒入锅内，用武火烧熟后，倒入韭菜、虾仁和适量精盐，反复翻炒，待韭菜和虾仁烧熟后，加少量味精即成。**用法**：正常食用。**效用**：补肾益精。

第九篇

科学健康的
睡眠汇

第二十四章 科学睡眠是"养生基石"

睡眠是一种重要的生理现象，睡眠质量如何，直接关系每个人的身体健康。因此，要想提高睡眠质量，首先应学会正确引导自己的心理，舒缓自己的情绪。当然，睡眠也是一个生理问题，生理问题除了自己本身的修复，还要靠外界的调理。调理有很多种方法，但是根据对广大中老年朋友的调查显示，在调整好心态的基础上，晚上泡脚、按脚和深呼吸是最方便和最有效的方法。首先，温热水泡脚20~30分钟，之后按揉涌泉、复溜、太冲、太溪、太白、三阴交、内庭、丘墟等穴位。最后，手心（劳宫穴）拍打脚心（涌泉穴）300~600下，男士先拍右脚，女士先拍左脚。睡前再做深呼吸（3~5次），即上床躺下后，放松心情，用鼻子吸满气，用嘴慢慢吐气，每次呼吸时间尽量拉长（要点：呼吸深长、放松、缓慢、均匀）。实践证明，经常自助足疗和腹式呼吸，可以从人的整体素质上加强神经系统锻炼，调节神经系统功能，从根本上改善睡眠质量。

第二十五章　摆脱失眠有"六个窍门"

治疗慢性失眠最常用的非药物疗法有很多种，但在实践中普遍认可的有以下几种。

一、刺激控制法

刺激控制的做法包括：①当感觉到困倦时才躺上床；②除了睡眠和性活动外不要在卧室进行其他活动；③醒来的时间超过15分钟时离开卧室；④再次有睡意时才能回到卧室。第3和第4条按需要可重复进行。最后，不论睡眠量多少，在一周七天内保持一个固定的起床时间。为了防止"看时钟"行为，当感到睡醒或者体验到睡不着的烦恼和困扰时就立刻离开卧室。刺激控制法对一般人群来说都具有良好的作用。

二、放松训练法

对于以"不能放松"为特征的失眠症患者（如患者可能说"当我试图入睡时，总感到心跳过速"等）和（或）伴有多种躯体不适（如深部肌肉疼痛、头痛、胃肠不适等）的患者，这类干预最适合。放松训练法主要有四种形式。渐进性的肌肉放松法能减轻骨骼肌的紧张。腹式呼吸能诱导一种更慢、更深，从力学上讲是由腹部而非胸部启动的呼吸。有趣的是，这种呼吸方式与睡眠发生时的呼吸方式类似。自我训练法主要是用一种系统的方式，通过想象来增加外周血流量，最终感到四肢末端很温暖。意象训练需要患者选择一个放松的画面或回忆，再现该画面，并应用多种感官处理该场景。想要有效运用放松训练需要大量的练习，因此除了睡前，在白天也要练习这种技术。

三、饮食助眠法

常言道"民以食为天"，健康饮食不仅可以补充人体消耗，还可以改善睡眠。暴饮暴食，特别是大吃、特吃那些高脂肪、高热量的食品，可能直接降低睡眠质量，要想睡得好，晚餐要吃少（适量）。古代养生家彭祖的《彭祖摄生养生论》说道："饱食偃卧则气伤。"说明了饱食即卧，则脾胃不运，食滞胸脘，化湿成痰，大伤阳气。同时，还要多饮用一些有助于睡眠的食物，如杏仁、蜂蜜、亚麻籽、红枣、核桃、小米、牛奶、苹果、莲子、桑葚等，少食用一些无助睡眠的食物，如芹菜、披萨、糖块、麦片、大蒜、巧克力等。

四、洗浴催眠法

人们常说，饮食是物质的补给，睡眠则是精神的加油，那么奏响睡眠序曲的一个重要行动就是洗浴。睡前洗浴有助于睡眠质量的提高，这是人所共知的，除了这个功用，睡前洗浴是个人卫生的重要内容。睡前洗浴除了清洁皮肤，保持床上用品干净外，正确的洗浴方法还有助于性健康。

五、适度运动法

经常参加运动者比不运动者入睡快、睡得深、睡眠时间长，白天也很少有疲劳感。运动可放松身体及让心理平衡，且可降低沮丧与焦虑程度，因此能够显著减少睡眠困扰。早上和下午锻炼，对改善睡眠质量有显著作用。步行、慢跑和传统养生操都是有利于睡眠的有氧运动，任何时间地点都能做，特别是太极健身操、"三六九"健身法、中医养生等都是很好的健身助眠项目，既可锻炼心肺功能，又能减去多余脂肪。但如果在较晚的时间进行锻炼，就不宜做激烈的运动。

六、调整心态法

现代人生活节奏快，生存压力大，或多或少会影响情绪，尤其是那些初入职场，对前途满怀希望的年轻人，给自己设定的目标往往比老板更高、更苛刻。特别是当你感觉你正在被一些问题困扰时，不妨试着照以下方法去做，可能会有效果。

1. **学会转移注意力**。当人的情绪处于低潮时，对任何事情都提不起兴趣，总是想着那些伤心的事情。所以，要想摆脱这种情绪，首先就应该让自己不要总是去想这些问题，转移注意力。其次，不要总是对现实不满，不要总是和别人攀比。你的生活，应该有你的精彩。

2. **学会宽容**。宽容是一种美德，是对犯错误的人的救赎，也是对自己心灵的升华。不要总是想着对方如何得罪了你，给你造成了多大的伤害或损失，想想对方是不是值得你去如此发火。无论何时都应宽以待人，给了对方机会，也是给自己机会。人与人之间，原谅远比惩罚要来得有效。也许只是一时的失误，也许只是一闪而过的歪念。人总有犯错误的时候，对人不要过于苛刻。

3. **学会知足者常乐**。你现在所受到的痛苦，不是毫无意义的。人一辈子会碰上许许多多的痛苦，这是我们无法避免的。痛苦可以让人颓废，也可以激发人的斗志，磨炼人的意志，让人们不会轻易被困难所打倒。追求，是每个人的梦想；但是，追求又要看方向（目标），如果你认为值得付出，你一定会容忍对方的缺点。不要把目光总盯在丑恶的方面，那样你永远找不到快乐，永远不会有好的心情。

4.学会控制自己。人都会产生邪念，也许只是瞬间的想法，不必为自己有这种邪念而恐慌。人的思想是复杂的，不是只有善念，有时一些恶念还可以帮助发泄心中不满。比如被人欺负，你可以幻想自己把他痛扁一顿，这都是可以的，关键是要能控制住自己的邪念，且不能让它去左右自己的行为。所以邪念不可怕，只要处理得当，反而可以帮人。

第二十六章 健康睡眠始于足下（泡脚）

（"五草"保健康）

【组方】

透骨草10~30g，伸筋草10~30g，豨莶草10~30g，老鹳草10~30g，鹿衔草10~30g，千年健10~30g，康定冬青（又名山枇杷）10~30g。

【用法】

以上七味药物合一处，用清水浸泡30分钟，煎煮30分钟，将药汁滤出。如此水煎两次，将汤汁滤出合一处，泡脚30分钟（水温高于体温）。

【提示】

脚踝部上下穴位集中，用"五草"（外用）泡脚，有强膝健腰的功效。泡脚之后，再按揉涌泉、复溜、太冲、太溪、太白、三阴交、内庭、丘墟等穴位，能促进下肢血液循环、疏通经络、提高睡眠质量，达到养生保健的目的。

【七味草药的功效】

①透骨草：祛风湿，活血止痛，引药透入经络血脉；②伸筋草：散瘀止痛，舒筋活络，祛湿解毒；③豨莶草：祛风除湿，舒筋活血，可用于治疗半身不遂；④老鹳草：清热利湿，祛风通络，可用于治疗跌打损伤；⑤鹿衔草：益肺定喘，补肾强骨，可用于治疗腰酸腿疼；⑥千年健：祛风湿，舒筋活络，止痛消肿；⑦康定冬青（山枇杷）：健胃，平喘，利睡眠。

温馨提示：中老年朋友可每天泡脚一次，中青年朋友可两到三天泡脚一次。慢性病患者可酌情增减泡脚次数，心脏疾病、高血压等特殊患者应酌情泡脚。

穴位按揉（按摩）的九个禁忌

1. 饱食或空腹时不宜做穴位按摩（按揉），饱食容易出现恶心呕吐、胸闷气短等现象；空腹容易造成胃肠蠕动、胃空磨，引起肠胃不适。

2. 恶性肿瘤患者不宜做穴位按摩，避免出现血管扩张，病情外扩、加剧等情况。

3. 骨骼疾病患者，不宜做穴位按摩，以免病情加剧。

4. 淋巴管炎等皮肤疾病患者，不宜做穴位按摩，以免加剧病情或引起皮下组织出血等。

5. 骨质疏松症患者，一般不宜做穴位按摩，外力作用容易造成骨裂或骨折。

6. 经历过心脑血管手术的患者不宜做穴位按摩。

7. 血液疾病患者或有出血症状者，不宜做穴位按摩。

8. 劳累过度、醉酒、精神病状态下不宜做穴位按摩。

9. 颈动脉窦（位于颈内动脉和颈外动脉的交汇处）处不能做穴位按摩，避免出现心跳变慢、血压下降，甚至昏厥、心脏骤停等症状。

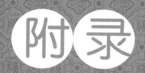

附 录

"三按揉"功效原理

"三按揉"是建构于传统哲学中的"三才"理论和经络循行理论。

所谓的"三才"理论是指传统哲学中的"天、地、人"三个层次。这里并不是直接讲具体的天、地与人，而是古人探讨事物构成的三个维度或者是三个层次，也是常用的一种分类方法。有时可以指代空间上的不同位置，有时可以指代时间上的不同阶段。比如说，天地人可以指代上中下，也可以指代内中外。这是古人"中庸"思想与朴素辩证法的具体体现。具体到三按揉中，头、手、足依据位置的高低可以分为上中下三个层次。头为诸阳之会，轻清之地，居上而为天；手为手三阳经与手三阴经交汇之处，可灵活斡旋乾坤，居中而属人；足为支撑躯体之处，为足三阳经与足三阴经的交汇之处，且直接与大地相连接，居下而属地。

这三个层次的分类绝不是简单地套用"三才"理论，而是有着深刻的经络腧穴认识基础。头为诸阳之会，指的是人体内所有阳经均会循行至头部，阳经里的阳气为轻灵轻清之气，同时有温煦之用。轻清温煦的阳气随着阳经而汇聚头部。头部为五官所在之处，五官的作用主要为轻灵机巧，我们常常形容这样的轻灵机巧为"耳聪目明""耳不聋、眼不花""牙口好、嗅觉好"等等，这些五官的功用正常全部依赖于头部阳经轻清之气的运行与濡养，所以按揉头面对于五官的灵巧和保健有着直接作用。

　　手为手三阳经与手三阴经的交汇之处，是阴阳交汇之处，也是阴阳的转机之处。同时，手又可以斡旋乾坤，是人们劳作的主要凭借。人类绝大多数的实质性进步都是凭借着灵巧双手的辛勤劳作，而手的灵巧强健与否和循行在手臂上的经脉运行的气血是否流畅有关，所以按揉手腕部经络上的腧穴可以保证我们双手的灵巧与强健。

　　下肢是支撑身体的主要结构，足部是足三阳经与足三阴经的交接之处。与手臂同样的道理，下肢强健与否和循行经脉中的气血运行是否顺畅有着密切的关系，所以按揉下肢的腧穴可以缓解下肢的疾患，也可以强健下肢。

　　同时，经络学中的五腧穴主要集中在我们按揉的手掌、足面等四肢的末梢。五腧穴是中医经络理论中一个特殊的概念。十二经脉中的每一经脉分布在肘、膝关节以下的五个特定腧穴，即"井、荥、输、经、合"，称"五腧穴"，简称"五腧"。古人把十二经脉气血在经脉中的运行比作自然界之水流，认为其具有由小到大、由浅入深的特点，并将"井、荥、输、经、合"五个名称分别冠之于五个特定腧穴，即组成了五腧穴。"井"，意为谷井，喻山谷之泉，是水之源头。井穴分布在指或趾末端，指经气初出。"荥"，意为小水，喻刚出的泉水微流。荥穴分布于掌指或跖趾关节之前，意为经气开始流动。"输"，有输注之意，喻水流由小到大，由浅渐深。输穴分布于掌指或跖趾关节之后，其经气渐盛。"经"，意为水流宽大通畅。经穴多位于腕、踝关节以上之前臂、胫部，其经气盛大流行。"合"，有汇合之意，喻江河之水汇合入海。合穴位于肘膝关节附近，其经气充盛且入合于脏腑。五腧穴是调理该经之经络气血病变时常常选用的腧穴，我们在按揉的过程中选取的就是五腧穴中的要穴。

按揉是对主要的腧穴进行点的刺激，强调的是通过局部的刺激与重点腧穴的按压，起到调理整条经脉或局部区域气血和畅与输布的作用。但是，按揉头面与按揉手足的功用有不同的侧重点。头部的腧穴主要集中在头面五官的附近，按揉头部腧穴主要有调理头面五官的功用。人体头面五官以轻清灵巧为用，所以按揉头面部主要起到聪耳明目、通窍固齿的作用。按揉时，手法要轻灵柔和。手足为人体灵巧与力量的统一体，按揉手足上的腧穴主要起到强健四肢，使手足灵巧的作用，按揉此处的腧穴时手法可重。总的来说，"三按揉"主要起到局部的保养作用，能够较快地反映出疗效。

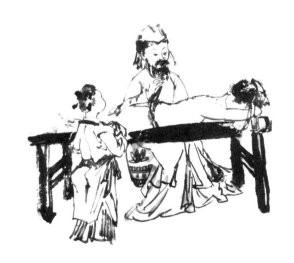

"六呼吸"功效原理

"六呼吸"在具体练习中的要点有两个：一是强调正心醇意地体悟意念，以起到身心兼修、形神俱健的功用；二是强调呼吸的频次与深度，以起到贯穿宗气、涵养元气的作用，同时呼吸时吐故纳新，尚可以起到排浊存清、去垢存正的作用。这两个要点均是建构在传统中医理论认识之上的，有着长时间的实践检验。

第一，中医理论的认识基础就是整体观念，其主张人身不是各个解剖结构的堆砌，而是一个不可分割、相互为用的统一体。在这个统一体中，有各个部分之间的相互影响，我们称之为"五脏一体观"；也有精神因素与形体之间的相互影响，我们称之为"形神一体观"。这两点是整体观念中的主要认识内容。整体观念同时也强调人体与自然环境、社会环境相互统一。

"六呼吸"中的动作与意念的结合深刻地体现了"形神一体观"的内容，即形体与精神二者既相互依存，又相互制约，是一个统一的整体。形体，是指构成人体的脏腑、经络、五体、官窍及运行，或贮藏于其中的精、气、血、津液等。它们以五脏为中心，以经络为联络通路，构成一个有机整体（即五脏一体观），并通过精、气、血、津液的贮藏、运行、输布、代谢，完成机体统一的机能活动。神，有广义与狭义之分。广义的神，是指人体生命活动的总体现或主宰者；狭义的神，是指人的精神意识思维活动，包括情绪、思想、性格等一系列心理活动。"形神一体观"强调形与神相互依附，不可分离。形是神的藏舍之处，神是形的生命体现。神不能离开形体而单独存在，有形才能有神，形健则神旺。而神一旦产生，就对形体起着主宰作用。形神统一是生命存在的保证。

"六呼吸"中的意念是人精神世界的一种训练，也是培养浩然正气的一种方法。通过不断练习，在练习肢体、疏通经络的同时，更得到精神世界的修炼，使"形"与"神"两者相互促进、相互弥补，从而达到形神兼修的境界。

第二，气是人体生命活动的重要主宰，也是人体功用的主要基础。气，古人在日常对自然现象的观察与体验中，发现了天空中的白云，体验到了风的流动，由此产生诸多联想与推理，并萌生出一个理性概念：自然界有形质之物皆由风、云之类的无形无状而变化多端、运行不息之物所造就，即所谓"有生于无"。同时，人们在对人体生命现象的观察中，也体悟和感受到气的存在，认识到呼吸之气，人活动时身体散发的"热气"等，对人体生命活动至关重要。古人对自然界的云气、风气及人体的呼吸之气、热气等进一步抽象，产生了气的一般概念：气是无形而运行不息的极细微物质，是宇宙万物生成的本原。

"六呼吸"的主要作用在于调理一身之气。中医理论认为，肺主气，主宰人体呼吸。所谓的肺主气，即是肺可主一身之气，原因在于肺能主宰呼吸。人体的呼吸是一个吐故纳新的过程，即吐出浊气，吸入清气。由于这样的吐故纳新的交换，人体的气运动起来，行使人体的诸多功能，保证各个脏腑功用的正常。中医认为，胸中有"宗气"，肾中蕴"元气"，脾胃之气又可腐熟水谷化生精微，濡养全身。这之中，"六呼吸"最能调动的是贯穿胸中的"宗气"，涵养下焦的"元气"。

所谓"宗气"，是由肺吸入的自然界清气，与脾胃运化的水谷之精所化生的谷气相结合而生成。宗气在肺中生成，积存于胸中"气海"，上走息道出喉咙以促进肺的呼吸，并能贯注心脉以助心推动血液运行，还可沿三焦下行脐下丹田以资先天元气，故在机体生命活动中占有非常重要的地位。所以，"六呼吸"的训练可以明显缓解心血管系统的疾病，并有明确的积极预防意义。

所谓"元气"，是人体最根本、最重要的气，是人体生命活动的原动力，主要由肾藏的先天之精所化生，通过三焦而流行于全身。中医理论认为，肾有一个很重要的生理功用是"肾主纳气"，即是说保持呼吸有一定的深度。所以"六呼吸"中，深呼吸与适当的闭气练习，可以保持肾主纳气的功用，并借此涵养一身的元气。所以，"六呼吸"的训练是预防早衰的上乘方法。

同时，自然之气与人体之气有相通之性，呼吸的意义也就在于吸入自然界的清气，排出人体内的浊气。整个过程中，一身之气均在运动之中。中医认为，循行于体表的气叫作卫气，指该气有保卫人体不受邪气侵袭的作用。肺的呼吸作用既可以濡养人体的卫气，也可以帮助卫气起到吐故纳新的作用，所以练习"六呼吸"能够较好地预防季节性流行性疾病，原理即在于此。

"六呼吸"寓意解读

1.呼吸高天(天水黄河，孕育华夏文明)(嘘)

寓意：银河落天，中华文明远古来，洋洋千万年，常念天水黄河，充盈着昊天之气。

2.呼吸大地(亘古千秋，穿越鸿蒙苍穹)(喝)

寓意：日出东方，万水千山大气象，纵横千万里，常念亘古千秋，生发着东来紫气。

3.呼吸太阳(日月乾坤，承载民族魂韵)(呼)

寓意：民族兴旺，英雄辈出新常态，悠远古与今，常念乾坤日月，洋溢着祥和之气。

4.呼吸月亮(薪火相传，托起神圣图腾)(呶)

寓意：盛世中国，脱化出欣欣向荣，广袤山与河，常念薪火相传，呼唤着神龙之气。

5.呼吸山川(和平崛起，志在造福人类)(吹)

寓意：儒风中华，礼仪之邦大振兴，看太和浩然，常念和平崛起，蒸腾着圣文之气。

6.呼吸江河(巨龙腾飞，中华复兴圆梦)(嘻)

寓意：神州新政，尧天舜日大宏图，展复兴伟业，常念巨龙腾飞，彰显着祥瑞之气。

"六呼吸"中"六字诀"的
定位与作用

1. 嘘——（强肾）吐气念"嘘"字时，舌尖微上翘，两唇合而有缝，慢慢吐出"嘘"字。经常吐念"嘘"字，能养肝明目，有助于缓解肝阴虚、肝火旺引起的肾虚、早泄、眼睛干涩及消化不良等症状。冬天可多念"嘘"字。

2. 喝——（补心）吐气念"喝"字时，半张口，舌上翘，慢慢吐出"喝"字。经常吐念"喝"字，能养心补心，提神醒脑，对改善心火上炎引起的咽喉肿痛、口舌生疮、出气灼热、心烦不安等有明显作用。夏天可多念"喝"字。

3. 呼——（养脾）吐气念"呼"字时，呈圆口型，舌两侧上卷，慢慢吐出"呼"字。经常吐念"呼"字，能提高食欲、保护胃肠，缓解腹胀、腹泻、食欲不振，可振奋精神。一年四季可多念"呼"字。

4. 呬——（益肺）吐气念"呬"字时，两唇后收，舌尖轻抵下颚，上下齿合而有缝，慢慢吐出"呬"字。经常吐念"呬"字，能润肺养肺，增补肺气，改善肺部功能，预防呼吸道疾病。秋天可多念"呬"字。

5.吹 ——（护肝）吐气念"吹"字时，舌放平，唇齿微开，嘴角后引，慢慢吐出"吹"字。经常吐念"吹"字，能强身补肾，疏肝利胆。春天可多念"吹"字。

6.嘻——（理三焦）吐气念"嘻"字时，两唇微开，牙槽轻轻咬合，慢慢吐出"嘻"字。经常吐念"嘻"字，可以改善三焦不畅引起的眩晕耳鸣、喉痛、胸腹胀闷等症状。心烦时可多念"嘻"字。

"九拍打"的经穴与主治

十二经脉

◆ 足少阴肾经

本经体表循行部分起于足小趾之下，斜走足心，经内踝后侧，沿小腿、腘窝、大腿的内后侧上行，穿过脊柱。本经腧穴主治妇科病、前阴病、肾脏病等病症。

◆ 手太阴肺经

本经起于中焦，外行线起于侧胸上部，循行于上肢内侧前缘，止于拇指外侧端。主治咳嗽、气喘、咯血、咽喉痛等与肺脏有关的病症。

◆ 手阳明大肠经

本经起于食指外侧端，循行于上肢外侧的前缘，上走肩，入缺盆，从缺盆上走颈，经颈部入下齿，过人中沟，止于对侧鼻旁。主治头面五官疾患、热病、皮肤病、肠胃病等病症。

◆ 手少阳三焦经

本经起于无名指末端，循行于上肢外侧中间部，上肩，经颈部上行联系耳内及耳前后、面颊、目锐眦等部。主治头、目、耳、颊、咽喉、胸胁病和热病等病症。

◆ 手太阳小肠经

本经起于小指内侧端，循行于上肢外侧的后缘，绕行肩胛部，从缺盆上行至目外眦、耳，分支从面颊抵鼻，止于目内眦。主治头面五官病、热病等病症。

◆ 足阳明胃经

本经起于鼻旁，上行鼻根，沿着鼻外侧（承泣）下行，入上齿，环绕口唇，交会承浆，循行过下颌、耳前，止头角；主干线从颈下胸，体表部分循行于胸腹第二侧线，抵腹股沟处，下循下肢外侧前缘，止于第2趾外侧端；分支从膝下3寸和足背分出，分别到中趾和足大趾。主治胃肠病、头面五官病、皮肤病、热病等病症。

◆ 手厥阴心包经

本经起于胸中，体表循行部分出于侧胸上部，循行于上肢的中间部，入掌止于中指端；掌中分支止于无名指末端。主治心、心包、胸、胃等病症。

◆ 足少阳胆经

本经起于目外眦，向上到达额角，向后行至耳后（风池），经颈、肩部后下入缺盆；耳部支脉从耳后进入耳中，出走耳前，到目外眦后方；外眦部支脉，从外眦部分出，下走大迎，上达目眶下，下行经颊车，由颈部向

分出，下走大迎，上达目眶下，下行经颊车，由颈部向下合前脉于缺盆；从缺盆部发出的外行支，下经腋、侧胸、季胁部与前脉会合于髋关节部，再向下沿着大腿外侧、膝外侧、腓骨前、腓骨下段、外踝前至足背，沿足背下行止于第四趾外侧；足背分支止于足大趾。主治肝胆病，目、咽喉等部位病症。

◆ **足太阴脾经**

本经起于足大趾，循行于小腿内侧的中间，至内踝上8寸后循行于小腿内侧的前缘，在膝股部内侧前缘循行。主治脾胃病、妇科病、前阴病等病症。

◆ **足厥阴肝经**

本经起于足大趾外侧，经足背、内踝前上行于大腿内侧，联系阴部，入体腔联系于胃、肝、胆、膈、胁肋，经咽喉上联目系，上行出于额部，与督脉交会于巅顶部。目系支脉下经颊里，环绕唇内。主治肝、胆、脾、胃病，妇科病，前阴病等病症。

◆ **足太阳膀胱经**

本经起于目内眦，循行至头顶并入络脑；分支至耳上角，在枕部分出两支向下，分别循行分布于背腰臀部，入内属膀胱络肾，向下贯臀，在腘窝相合后循行于小腿后侧，止于小趾外侧端。主调头面五官病，项、背、腰、下肢病证。位于背部两条侧线的背腧穴及其他腧穴，主调相应的脏腑病证和有关的组织器官病症。

◆ 手少阴心经

本经起于心中，联系心系、肺、咽及目系，浅出腋下，循行于上肢内侧后缘，止于小指外侧端。主调心、胸、神志等病症。

任督二脉

◆ 任脉

本经起于小腹内，下出会阴部，向前上沿腹前正中线上行，经关元等穴至咽喉部，再上行环绕口唇，经过面部，进入目眶下，联系于目。本经循行于前正中线上，主一身之阴。可调少腹、脐腹、胃脘、胸、颈、咽喉、头面等局部病症。

◆ 督脉

本经起于小腹内，下出于会阴部，向后、向上行于脊柱的内部，上达项后进入脑内，上行巅顶，沿前额下行鼻柱，止于上唇内龈交穴。本经循行于躯体后正中线上，主一身之阳。主调神志病、热病、腰背、头项等病症。

"九拍打"功效原理

　　"九拍打"是这部健身法中的压轴大戏，是这部健身法能够起到长期保健作用的一个重要部分。所谓拍打，主要是按照经络腧穴中气血流注次序而在经络的体表循行特定区域与特定腧穴上进行叩、拍等动作。

　　经络是中医学中一个特殊的认识内容，既有结构认识的基础，也有哲学理论的归纳。简单说，经络就是人体运行气血的通路。这就像城市里的地铁一样，地铁的线路就是经络的所在，每一个站点即是腧穴的位置，地铁上的乘客就是需要运输的气血等营养物质。正是因为有了这样的气血运行道路，才使人体能够成为一个统一的整体，它们之间有着联系与相互的作用。经络的严格定义：经络是经脉和络脉的总称，是运行全身气血，联络脏腑形体官窍，沟通上下内外，感应传导信息的通路系统，是人体结构的重要组成部分。

　　经络分为经脉和络脉两大类。经脉的"经"，有路径、途径之意。可见，经脉是经络系统中的主干，即主要通路。络脉的"络"，有联络、网络之意。可见络脉是经脉的分支，错综联络，遍布全身。对于经脉和络脉的区别，中医认为：经脉多深而不见，行于分肉之间，络脉多浮而常见，行于体表较浅部位；经脉较粗大，络脉较细小；经脉以纵行为主，络脉则纵横交错，网络全身。经脉和络脉虽有区别，但两者紧密相连，共同构成人体的经络系统，担负着运行气血，联络沟通等作用，将体内五脏六腑、四肢百骸、五官九窍、皮肉筋脉等联结成一个有机的整体。"九拍打"中提到的经络系统主要以经脉为主，有提纲挈领之意。

经脉是经络系统的主干，主要有正经和奇经之分。正经有十二条，故又称"十二正经"或"十二经脉"，包括手三阴经、足三阴经、手三阳经、足三阳经。十二正经有一定的起止，一定的循行部位和交接顺序，在肢体的分布及走向有一定的规律，与脏腑有直接的络属关系，相互之间也有表里关系。十二正经是气血运行的主要通道。奇经有八条，即督脉、任脉、冲脉、带脉、阴跷脉、阳跷脉、阴维脉、阳维脉，合称为"奇经八脉"。奇经具有统率、联络和调节十二经脉中气血的作用。奇经八脉与十二经脉不同，与脏腑没有直接的属络关系，相互之间也无表里关系，往往流入奇经八脉中的气血不再逆流回十二正经，有如大海与河流的关系。

拍打经络的奇效：

第一，拍打经络可以起到由外（体表）而内（脏腑）的保健作用。内在脏腑与外周体表肢节的联系主要是通过十二经脉的沟通作用来实现的。十二经脉中，手之三阴三阳经，循行于上肢内外侧，足之三阴三阳经，循行于下肢内外侧。每条经脉对内与脏腑发生特定的属络关系，对外联络筋肉、关节和皮肤，即十二经筋与十二皮部。外周体表的筋肉、皮肤组织及肢节等，通过十二经脉的

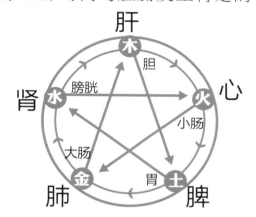

内属外连而与内在脏腑相互沟通。经络中循行的气血是由脏腑中储存的精气所转化的，很多时候体表的不适与病变是内部脏腑气血病变的外在反应。同样，通过刺激体表经络的循行路径可以调理气血的输布，从而保证脏腑功能的正常。

第二，拍打经络可以起到由此（脏腑）及彼（脏腑）的保健作用。脏腑之间的联系，也与经络的沟通联系密切相关。十二经脉中，每一经都分别属络一脏和一

腑，这是脏腑相合理论的主要结构基础。如手太阴经属肺络大肠，手阳明经属大肠络肺等。某些经脉除属络特定内脏外，还联系多个脏腑。如足少阴肾经，不但属肾络膀胱，还贯肝，入肺，络心，注胸中接心包；足厥阴肝经，除属肝络胆外，还挟胃、注肺中等。也有多条经脉同入一脏的情况，如手太阴经属肺，手阳明经络肺，足厥阴经注肺，足少阴经入肺，手少阴经过肺等。此外，还有经别补正经之不足，如足阳明、足少阳及足太阳的经别都通过心。这样，就构成了脏腑之间的多种联系。所以，拍打体表经络的循行区域或特定腧穴，既可以加强相关脏腑之间的联系，还可以调理相关脏腑之间的协调性。

第三，拍打经络可以起到由体（形体）到用（功能）的保健作用。经络系统通过相互之间的沟通联系、运输渗灌气血作用与经气的感受和负载信息的作用，对各脏腑形体官窍的功能活动进行调节，使人体复杂的生理功能相互协调，维持阴阳动态平衡。经络的调节作用，可促使人体机能活动恢复平衡协调。实验证明，激活有关经脉穴位，可以对脏腑机能产生调整作用，而且在病理情况下尤为明显。如按揉足阳明胃经的足三里穴，可调节胃的蠕动与分泌机能。当胃的机能低下时给予轻刺激，可使胃的收缩加强，胃液浓度增加；当胃处于亢奋状态时给予重刺激，则可引起抑制性效应。又如按揉手厥阴心包经的内关穴，既可使心动加速，在某些情况下又可抑制心动，故该穴在临床上既可治心动过缓，又可治心动过速。可见，经络的调节作用既有助于体（结构）的正常，又可以保证用（功能）的正常。

由此可见，"九拍打"这一步骤既能够疏通经络以联系人体内外，又可以调理气血以维持阴阳平衡。

不同年龄锻炼参考表

年龄及身体状况	练习时间（时辰）	活动项目内容
30~50岁 身体状况良好	05：00~07：00（卯时）	"三六九"健身法 "九字操"
	19：00~21：00（戌时）	"五草"保健康 （泡脚）
50~60岁 身体状况良好	05：00~07：00（卯时）	"三六九"健身法 "九字操"
	19：00~21：00（戌时）	"五草"保健康 （泡脚）
60~70岁 身体状况良好	05：00~07：00（卯时）	"三按揉"健身法
	09：00~11：00（巳时）	"六呼吸"健身法
	15：00~17：00（申时）	"九拍打"健身法
	20：00~20：30（戌时）	"五草"保健康 （泡脚）

续表

年龄及身体状况	练习时间（时辰）	活动项目内容
70~80岁 身体状况良好	05：00~07：00（卯时）	"六呼吸"健身法
	09：00~11：00（巳时）	酌情"健身通"
	16：00~17：00（申时）	酌情"健身通"
	20：00~20：30（戌时）	酌情"泡脚"
80~100岁 身体状况良好	05：00~07：00（卯时）	酌情"健身通"
	16：00~17：00（申时）	酌情"健身通"
	20：00~20：30（戌时）	酌情"泡脚"
身体不适或 患有慢性疾病	05：00~07：00（卯时）	视情选择项目
	09：00~11：00（巳时）	视情选择项目
	16：00~17：00（申时）	视情选择项目
	20：00~20：30（戌时）	视情选择项目

时辰养生参考表

时间（时辰）	时辰与人体经穴、脏腑	备注
23：00~01：00（子时）胆经当令	胆经当班，是阴阳交汇之时，阳气开始生发，一天中至关重要之时，子时的主要任务是睡好觉	睡眠
01：00~03：00（丑时）肝经当令	肝经当班，这时候人需要有好的睡眠	睡眠
03：00~05：00（寅时）肺经当令	肺经当班，是人从静变为动的开始，也是人体气血由静转动的过程，这个过程是通过深度睡眠来完成的。心脏功能不适的老年人不提倡过早锻炼	睡眠
05：00~07：00（卯时）大肠经当令	大肠经当班，这时天门开，天基本亮了，五点醒是正常的，也代表地户开，就是肛门要开，起床喝温开水，正常排便，（排垃圾）把肺与大肠相表里，肺气足了才有大便，所以，要养成早上排便的习惯	适合健身运动
07：00~09：00（辰时）胃经当令	胃经当班，胃经是人体正面很长的一条经脉，胃、膝盖、脚背都属于胃经循行路线，这时候阳气最旺，需要吃好早饭，补充营养，因有脾经和胃经在运化，早饭容易消化	用好早餐

续表

时间（时辰）	时辰与人体经穴、脏腑	备注
09：00~11：00（巳时）脾经当令	脾经当班，脾主运化，早饭在这时开始被消化，配合运动适量饮水	适合健身运动
11：00~13：00（午时）心经当令	心经当班，子时和午时是天地气机的转换点，人体也需转换。对于一般人来说，睡子午觉很重要，因为天地之气在这个时段转换，即便睡不着，闭目休息一会儿也有好处	用好午餐
13：00~15：00（未时）小肠经当令	小肠经当班，小肠主吸收，它的功能是吸收被脾胃腐熟后的食物精华，然后把它分配给各个脏器。所以，午饭要吃好、吃饱	休息
15：00~17：00（申时）膀胱经当令	膀胱经当班，膀胱经从足后跟沿着后小腿、后脊柱正中间的两旁，一直上到脑部，是一条路线很长的经脉，此时适合运动和工作	适合健身运动
17：00~19：00（酉时）肾经当令	肾经当班，肾主藏精。精是人体中最具有创造力的原始力量。人体细胞组织哪里出问题，"精"就会在哪里帮助它修复	适合健身运动

续表

时间（时辰）	时辰与人体经穴、脏腑	备注
19：00~21：00（戌时）心包经当令	心包经当班，心包是心脏外膜组织，主要是保护心肌正常工作。戌时阴气正盛，阳气将尽，人应在这时活动锻炼	适度运动
21：00~23：00（亥时）三焦经当令	三焦经当班。三焦指连缀五脏六腑的那个网膜状的区域。三焦一定要通畅，不通则生病。所以在亥时就要休息，让身体和生命在休息中得以轮回	睡眠

《黄帝内经》十二时辰养生法对照图

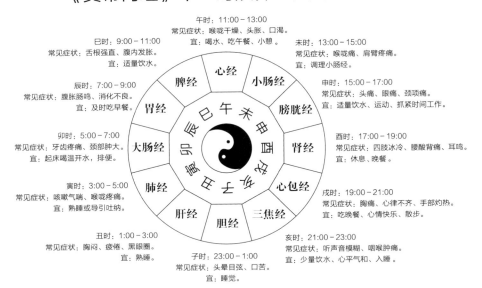

午时：11:00 - 13:00
常见症状：喉咙干燥、头胀、口渴。
宜：喝水、吃午餐、小憩。

巳时：9:00 - 11:00
常见症状：舌根强直、腹内发胀。
宜：适量饮水。

未时：13:00 - 15:00
常见症状：喉咙痛、肩臂疼痛。
宜：调理小肠经。

辰时：7:00 - 9:00
常见症状：腹胀肠鸣、消化不良。
宜：及时吃早餐。

申时：15:00 - 17:00
常见症状：头痛、眼痛、颈项痛。
宜：适量饮水、运动、抓紧时间工作。

卯时：5:00 - 7:00
常见症状：牙齿疼痛、颈部肿大。
宜：起床喝温开水，排便。

酉时：17:00 - 19:00
常见症状：四肢冰冷、腰酸背痛、耳鸣。
宜：休息、晚餐。

寅时：3:00 - 5:00
常见症状：咳嗽气喘、喉咙疼痛。
宜：熟睡或导引吐纳。

戌时：19:00 - 21:00
常见症状：胸痛、心律不齐、手部灼热。
宜：吃晚餐、心情快乐、散步。

丑时：1:00 - 3:00
常见症状：胸闷、疲倦、黑眼圈。
宜：熟睡。

亥时：21:00 - 23:00
常见症状：听声音模糊、咽喉肿痛。
宜：少量饮水、心平气和、入睡。

子时：23:00 - 1:00
常见症状：头晕目弦、口苦。
宜：睡觉。

脾经 心经 小肠经 膀胱经 胃经 肾经 大肠经 心包经 肺经 三焦经 肝经 胆经

哲学养生泰山箴言

一轮红日，心中冉起，赤霞如火，神明纲纪；

地气以明，山水晨曦，手足圆和，虚白大地；

泰山罡肇，圣水保息，天地交泰，万物开辟；

百会通天，涌泉接地，日月躬行，天地呼吸；

上开神韵，紫气环身，清风入口，浊阴消沉；

仙人指路，济世华人，神鹊问道，圣丹爇薰；

保元固本，正气养心，平衡为福，中道太极；

传承五行，九曲周易，正清民和，聚守补习；

怀中抱月，独攀天梯，宁静致远，坐地千里；

澹泊虚谷，飞天九阙，天地同春，宇宙同心；

三光聚顶，大道如尊，光我同体，天开九门；

六经为川，换骨强筋，八仙闹海，千手回春；

涌动山河，根源天地，大日场能，神元授记；

虚室生白，空心智虑，真气皈元，金乌保密；

三咽五叩，气沉海丹，血气壮行，顺治隆庆；

还精补髓，宽怀理气，保肝和胃，强肾健脾；

任督营卫，中脉一统，经络融太，颐养心肌；

精气神来，心舒胆立，阴阳补正，纲常形志；

龙虎守护，刚柔相济，性命双修，生生不息；

虚中有实，动静存奇，形神朴备，天人合一；

指点三江，激扬文字，天马行空，龙跃天池；

飞龙在天，乾坤奉至，弘德泽民，真龙真谛；

厚德载物，藏相养智，积善明德，福祥云集；

十年磨剑，百年砺志，千年养生，万年胎息；

首尾相接，一元复始；时来运转，平安福地；

五指开天，神龙盘踞；青帝临凡，长生无极；

感应道交，融入天地；无物无我，九九归一。

"哲学养生泰山箴言"又名"泰山养生赋"，是一套修身、立德、养心的哲学养生意念，读者在休闲时扫码收听，养生效果会更好。

健康中国梦（图形文字）

星云大师为《健康中国梦》题写『圆梦人』，寓意：『圆健康中国之梦，圆中华民族腾飞之梦。』星云大师说：『每一个中华儿女都是健康中国的圆梦人，我们圆的是中国人的健康梦，圆的是民族昌盛、国泰民安之梦。』

译文：

健康中国梦

天水黄河，孕育中华文明；

亘古千秋，穿越鸿蒙苍穹；

日月乾坤，承载民族魂韵；

薪火相传，托起神圣图腾；

和谐共生，志在造福人类；

天人合一，健康中国圆梦。

"图形文字"是解读中国古代文明的钥匙，透过文字的独特结构，表现的是自然场景、生活方式和事物逻辑；展现的是中国人爱美求善、驱邪纳福的文化印记；体现的是生命在于运动的健康密码。作者在感悟和传承中华传统文化的基础上，将大自然的原始灵感与人体的能量相融合，借鉴"呼吸六字诀"的神韵，提炼创编了"六呼吸健身法"。实践证明：这一方法对于调节人体的酸碱平衡，促进血液循环，恢复神经系统联系，提高人体的自然动律，预防心肺疾病都有明显的效果和作用。

编 后 语

　　什么是幸福？健康是最大的幸福。如果没有健康，一切都无从谈起……什么是财富？健康是最大的财富，没有健康再多的财富也只是一个数字……人们在健康面前是平等的，无视健康，亿万财富也是浮云。迪拜王子拉希德（34岁）、王均瑶（38岁）、罗京（48岁）、乔布斯（56岁）的英年早逝，就是例证。

　　健康是责任，也是心态。健康是个人的，也是配偶、父母、子女的，还是社会和国家的。

　　健康是选择，也需要经营。第一要活得长，第二要活得好。活得长不长，质量高不高，很大程度上取决于你自己对健康的看法，当然世事没有绝对。很多人往往年纪大了才想起养生，或者进了手术室才后悔不懂养生之道，但为时已晚。生命是单行线，逝去之后就回不来，每个人只有认真对待生命，珍爱生命，有健康的体魄，才有美好的未来。所以，从现在开始就要关注养生，关心健康，关爱自己，为尽享幸福天伦而努力！

　　　　　　　　　　　　　　　　　　　编　者

　　　　　　　　　　　　　　2017年9月9日于北京